Birgit Frohn

Herzenssache

Herz und Psyche stärken

- Stress abbauen
- Bewusster leben
- Vorbeugen und schützen mit Weißdorn

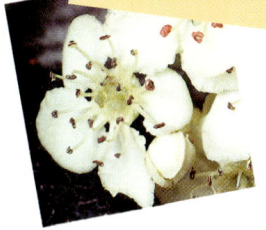

Kösel

Bildquellen

Seite 3, 10, 125, 158, 161, 165, 170: Dr. Willmar Schwabe Arzneimittel, Karlsruhe; S. 14, 15, 23, 39, 40, 45, 57, 61, 76, 150: Privatar-
chiv; S. 78, 91, 100, 108, 117, 131: Armin Köhler, München; S. 81:
Phalanx/SV-Bilderdienst; S. 83: caro/SV-Bilderdienst; S. 139:
IMAGINE/FoodPix.

Druck und Bindung: Kösel, Kempten
Umschlagmotiv: Dr. Willmar Schwabe Arzneimittel, Karlsruhe
Umschlaggestaltung: Kaselow Design, München
ISBN 3-466-34450-6

Gedruckt auf umweltfreundlich hergestelltem Bilderdruckpapier
(säurefrei und chlorfrei gebleicht)

Inhalt

Vorwort

Gedanken vorweg ...

»Das Herz spricht«, nannten die Ärzte des alten Ägyptens den Pulsschlag: Im Rhythmus des Herzens, so war man im Land der Pharaonen der Auffassung, spiegelt sich das Befinden des Betreffenden wider. In anderen alten Medizinsystemen, wie auch jenem Indiens, war die Pulsdiagnose ebenfalls ein wichtiges Instrument zur Anamnese. Die Art und Weise, wie das Herz schlug, galt als aussagekräftiger Indikator für körperliche und seelische Störungen.

Auch in diesem Buch geht es um die Sprache des Herzens: um jene Signale, die es sendet, wenn es durch dauerhaften psychischen Stress aus seinem gesunden Takt gerät. Wie sehr beispielsweise Depressionen, mangelnde emotionale Geborgenheit, seelische Konflikte oder berufliche Überbelastung ans Herz gehen können, hat die Erforschung der Psychologie des Herzens eindrucksvoll gezeigt. Psychisches Befinden ebenso wie die sozialen Umstände, in denen ein Mensch lebt, können eine gefährliche Eigendynamik entwickeln und zum Katalysator von Prozessen werden, die das Herz erkranken lassen.

Die schon lange gehegten Verdachtsmomente hinsichtlich der ursächlichen Zusammenhänge zwischen den Leiden der Psyche und jenen des Herzens haben sich bestätigt und lassen Herzkrankheiten heute in einem neuen Licht erscheinen. Diese nehmen ungeachtet aller medizinischen

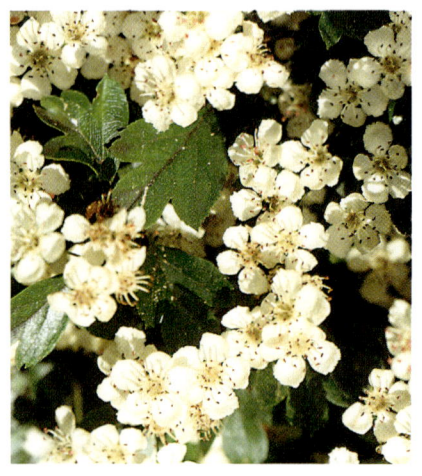

Fortschritte stetig zu. Das wird sich gemäß einer 2001 von der »Deutschen Gesellschaft für Kardiologie, Herz- und Kreislaufforschung« aufgestellten Prognose auch in den nächsten Jahren nicht ändern – ernüchternde Fakten, die darauf schließen lassen, dass sich hinter der steigenden Zahl der Herz-Kreislauf-Krankheiten komplexere Zusammenhänge verbergen als bisher angenommen. Nicht einmal die Hälfte aller Fälle lassen sich durch die konventionellen Risiken für die Herzgesundheit erklären.

Inzwischen ist klar, weshalb: Was die Herzen kränkt, sind nicht allein ungesunde Ernährungsgewohnheiten, Übergewicht, Bewegungsmangel und zu viele Zigaretten. Anhaltender psychischer Stress sowie seelische Erkrankungen wie Depressionen und Angstzustände bergen eine nicht minder große Gefahr für das Herz. Zwischen der Gesundheit von Herz und Psyche, dies ist durch die Forschungen der letzten Jahrzehnte erwiesen, bestehen eindeutige Zusammenhänge, die eine Kursänderung sowohl in der Behandlung als auch bei der Vorbeugung von Herzerkrankungen erforderlich machen.

Dass dieses Umdenken – auf professioneller Ebene bei den Kardiologen und Psychologen ebenso wie auf privater Ebene – stattfinden kann, dazu möchte dieses Buch beitragen.

Birgit Frohn, im Januar 2002

»Ein Herz und eine Seele ...«

»Höre auf die Stimme deines Herzens. Es kennt alle Dinge. (...) Du kannst es niemals zum Schweigen bringen. (...) Niemand kann vor der Stimme seines Herzens fliehen. Deshalb ist es besser, darauf zu hören. Damit niemals ein Hieb kommt, auf den du nicht gefasst bist.«

PAULO COELHO, DER ALCHIMIST

Coeur, cuore, heart, corazón, coracáo, Herz: ein Begriff, der zahlreiche Assoziationen erweckt, in allen Sprachen, allen Kulturen und allen Zeiten. Über Jahrtausende hinweg galt das Herz als Sitz der Seele und des Bewusstseins und zugleich als Motor des Lebens.

So war es selbstverständlich, das Zentralorgan des Körpers und die psychische Verfassung als eine sich wechselseitig beeinflussende Einheit zu betrachten. Positive Empfindungen stärken das Herz und lassen es »höher schlagen«, negative Gefühle hingegen »nagen an ihm« und lassen es »verhärten«. So kann eine »sklerokardiá«, eine emotionale Verhärtung des Herzens, einer organischen Verhärtung der Herzkranzgefäße vorangehen – kausale Ketten, mit denen man Herz und Psyche verbunden sah. In diesem Kapitel begeben wir uns auf eine Zeitreise durch die facettenreiche Vergangenheit des Herzens, die zeigen wird, dass es als psychosomatisches Organ nie außer Frage stand.

11

Der modernen Medizin sind diese Zusammenhänge seltsam fremd geblieben: Die Stimme des Herzens fand in der westlichen Wissenschaft lange Zeit kein Gehör mehr. Allmählich jedoch beginnt man wieder zu vernehmen, was das Herz zu sagen hat. Denn die Tatsache, dass ungeachtet der medizinischen Fortschritte Herzerkrankungen zunehmen und nach wie vor die Todesursache Nummer eins darstellen, gibt zu denken. Unter anderem gilt es, sich darüber klar zu werden, ob neben körperlichen nicht auch psychische Störungen Sand ins Getriebe streuen und so das Herz aus seinem gesunden Takt bringen können.

Möglicherweise stehen wir heute am Beginn dessen, was der deutsche Mediziner Adolph Karl August Eschenmayer (1768–1852) im Jahr 1806 bereits vorhersah: »Wie aber einst die Bruchstücke des Total-Menschen sich wieder ergänzen, so wird auch sein leiblicher Zustand seine Integrität wieder erhalten. Diese Epoche wird der Wissenschaft die Vollendung geben.«

Mythos Herz

Keinem anderen Organ wurde im Verlauf der Menschheitsgeschichte eine so starke Beachtung zuteil wie dem Herzen. Bereits in den frühen Hochkulturen, zwischen Euphrat und Tigris und im Land am Nil, war man sich seiner zentralen Bedeutung für Erhalt von Leben und Gesundheit vollauf bewusst. Schon damals galt es als »Taktgeber« aller körperlichen wie emotionalen Belange.

Obwohl sich das Bild vom Herzen im Laufe der Epochen vielfach gewandelt hat und manches übermalt wurde, hat das Herz nie an Faszination verloren. Auch heute, in Zeiten der Transplantationschirurgie, Herzschrittmacher

und Katheter, besitzt es noch große symbo-
lische Kraft. Sein Name ruft Erinnerungen
wach an Zeiten, in denen das Herz sich
noch nicht in seinen anatomischen und
physiologischen Einzelheiten offenbart
hatte, sondern noch wundersam pochend
im Körper verborgen lag. Jene Zeiten, in denen beispielsweise ein Aristoteles (384–322 v.Chr.) über die Dinge des Lebens philosophierte – auch über Herzensangelegenheiten.
Dabei kam der griechische Denker zu dem Schluss, dass das
Herz als Zentralorgan des menschlichen Körpers und Sitz
der Seele, mithin als Symbol des Lebens schlechthin zu er-
achten sei. Keine verklärte, sondern eine vollkommen zu-
treffende Feststellung, zu der Aristoteles neben philosophi-
schen zweifelsohne auch naturwissenschaftliche Überlegungen bewogen haben.

Während das Herz in den Homer'schen Heldensagen
noch als Arena für den Streit der attischen Gottheiten und
deren Emotionen diente, hatte Aristoteles seine rätselhafte
Potenz, Mensch und Tier am Leben zu halten, bereits erkannt. Eine Pionierleistung, angesichts derer Erwähnung
finden sollte, dass der berühmte Philosoph sich auch der
Erforschung der natürlichen Dinge verschrieben hatte. Von
ihm stammt auch der Gedanke des »primum vivens ulti-
mum moriens«: »Das im Embryo zuerst bewegte Herz stirbt
im Tod zuletzt.« In der Tat schlägt das Herz noch lange
nach dem Eintreten des Hirntodes weiter. Ein Umstand, der
die Transplantationschirurgie erst möglich machte.

Aristoteles' Physiologie, die auf der Polarität von Herz
und Gehirn gründete, schuf die Basis für die Humoralpa-
thologie: die Viersäftelehre des Claudius Galenos
(129–199). Der »Architekt der europäischen Medizin«, wie
Galen genannt wurde, baute darauf sein bis in das 19. Jahrhundert für die Heilkunde wegweisendes Lehrgebäude auf.

> Gestern wie heute
> besitzt das Herz
> große symbolische
> Kraft.

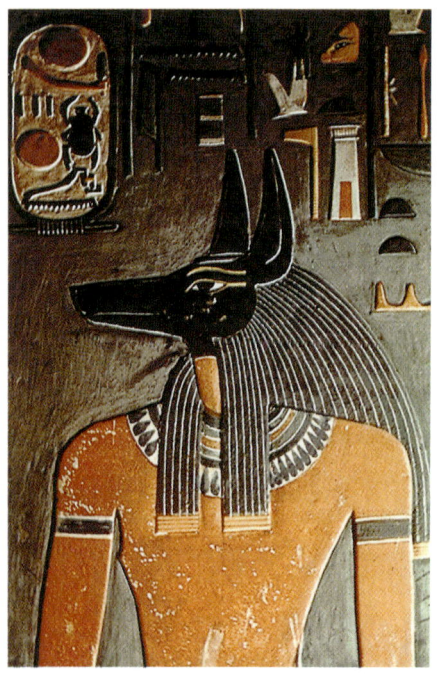
Der Totengott Anubis

Gehen wir auf unserer herzgeschichtlichen Zeitreise hier ein wenig zurück. Für seine Erkenntnisse konnte Aristoteles auch aus den Hinterlassenschaften der altägyptischen Ärzte schöpfen. Im Ägypten der Pharaonen erachtete man das Herz bereits ebenso wie im antiken Hellas als Träger der physiologischen wie geistigen Lebenskraft. Gemäß der am Nil herrschenden Auffassung wurde es im Jenseits vom schakalköpfigen Anubis auf die Waagschale gelegt und gegen die Feder der Maat, die Norm des rechten Lebens, gewogen. Konstatierte der Totengott ein Ungleichgewicht, galt dies als Indiz für zu Lebzeiten begangene Zuwiderhandlungen gegen die Gesetze der Maat. Das betreffende Herz wurde einem Untier zum Fraß vorgeworfen.

Solchen fatalen Konsequenzen galt es vorzubeugen und das Herz gnädig zu stimmen, auf dass es nicht gegen seinen Besitzer aussagte. Für sehr wirkungsvoll hielt man hierzu Grabinschriften, wie beispielsweise diese: »O Herz, das zu meinem Wesen gehört! Tritt nicht gegen mich als Zeuge auf, bereite mir keinen Widerstand vor den Richtern.« Ungeachtet solcherlei Gepflogenheiten des pharaonischen Pantheons und seiner religiösen Bedeutung hatte »metu«, altägyptisch für Herz, einen wichtigen medizinischen Stellenwert. Es galt als essentiell für die Erhaltung und Wiederherstellung der Gesundheit. Einen entsprechend großen Raum nahm die Behandlung von Herzerkrankungen im Therapiekanon des berühmten ägyptischen Arztes Imhotep und dessen Kollegen ein. Zwar besaßen die altägyptischen Mediziner keine Kenntnis vom Blutkreislaufsystem, dennoch hatte man den Herzschlag bereits als ursächlich für den Puls erkannt. Bildhaft ausgedrückt ist dies in der Formulierung »Das Herz spricht«. Je nachdem, wie es das tat, ließen sich Rückschlüsse auf Krankheiten ziehen.

Im Land am Nil existierte auch ein eigenes Hieroglyphensymbol für das Herz, das diesem in seiner Form bemerkenswert ähnlich war. Interessant ist ferner, dass der bereits erwähnte altägyptische Begriff »metu« zugleich auch Muskel meint. Diese Übereinstimmung ist insofern erstaunlich, da das Herz bei der Mumifizierung unangetastet im Körper verbleiben musste, um später im Jenseits gewogen zu werden. Die restlichen inneren Organe wurden zum Zwecke der besseren Haltbarkeit der Mumie von den Totenpriestern entfernt, weshalb die Kenntnis ihrer Anatomie nicht weiter überrascht. Worauf jedoch die recht genaue Vorstellung vom Herzen zurückzuführen ist, bleibt Gegenstand von Spekulationen. Denkbar wären Obduktionen von Sklaven.

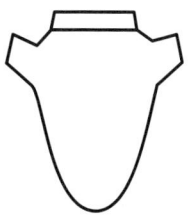

Bildersprache:
Symbol für das Herz

Belegt sind hingegen zahlreiche Heilzubereitungen gegen Herzerkrankungen, die der Nachwelt durch medizinische Schriften wie den Papyrus »Chester Beatty« und den Papyrus »Ebers« überliefert sind. Nicht zuletzt angesichts der Thematik dieses Buches bemerkenswert sind die vielen Rezepturen gegen Erkrankungen namens »Schwäche des Herzens«. Auch andere Krankheiten wie Gefäßverkalkung scheinen damals weit verbreitet gewesen zu sein. Wie aus Untersuchungen an Mumien hervorgeht, hatten die alten

Ägypter wohl bereits mit den gleichen Erkrankungen des Herzens zu kämpfen wie wir heute.

Im Altertum war die zentrale Vormachtstellung des Herzens also wohl bekannt und das Wissen um die Aufgaben, die es im Körper übernimmt, schon vergleichsweise ausgereift. Die »Personalunion« vom Sitz der Seele einerseits und dem Träger der physiologischen Lebenskraft andererseits blieb immer bestehen: Die Auffassung von Herz und Emotionen als untrennbare Einheit war bis in die Neuzeit selbstverständlich. Ebenso die Lehren des griechischen Arztes Galen, wonach Blut aus der Umwandlung der Nahrung entsteht und vom Herzen aus in den Körper strömt, in dessen Peripherie es schließlich versickert.

Erst mit der Entdeckung des Blutkreislaufes im Jahr 1628 vollzog sich ein Paradigmenwandel. Er revolutionierte die bis dato als unumstößlich geltenden Lehrmeinungen von Grund auf und bereitete der modernen Kardiologie den Weg.

Eine revolutionäre Rechnung

»Allergnädigster König! Das Herz der Lebewesen ist der Grundstock ihres Lebens, der Fürst ihrer aller, der kleinen Welt Sonne, von der alles Leben abhängt, alle Frische und Kraft ausstrahlt. Gleicherweise ist ein König der Grundstock seiner Reiche und die Sonne seiner kleinen Welt, des Staates Herz von dem alle Macht ausstrahlt, alle Gnade ausgeht.«

WILLIAM HARVEY AN DEN ENGLISCHEN KÖNIG KARL I.

Genau genommen war es ein einfaches Rechenexempel, das der englische Arzt und Physiologe William Harvey (1578–1657) aufstellte. Er hielt es für unvorstellbar, dass dem Postulat Galens zufolge Blut stets neu gebildet und dann wieder vernichtet wurde. Harvey multiplizierte die Blutmenge, die bei einer Kontraktion des Herzens in den Kreislauf gepumpt wird, mit der Anzahl der Pulsschläge pro Tag. Beides war schließlich bereits errechnet und bekannt. Das Ergebnis war ein Blutvolumen von 7000 bis 8000 Litern. Aus dieser beachtlichen Menge ließ sich nur logisch folgern, dass Blut im Körper zirkuliert, anstatt beständig neu zu entstehen. Anders wäre dieses große Blutvolumen nicht zu erklären gewesen. Entsprechend große Resonanz fand in den damaligen Fachkreisen, was der Engländer 1628 unter dem Titel »Exercitatio anatomica de motu cordis et sanguinis in animalibus« veröffentlichte. Seine »Theorie der Blutbewegung« hatte bahnbrechende Wirkungen. Die herrschenden Vorstellungen waren widerlegt, der bis zu diesem Zeitpunkt geltende wissenschaftliche Konsens als Irrtum überführt. Binnen kurzem war einer der Eckpfeiler der galenischen Lehre eingestürzt.

Das Wissen um den steten Fluss des Blutes durch den Körper eröffnete der Medizin vollkommen neue Möglichkeiten. Man stellte intravenöse Injektionsversuche an, zunächst bei Tieren und schon 1667 auch bei Menschen. Einem zeitgenössischen Chronisten zufolge mittels einer »absunderlichen Sprütze von Silber«. Im Jahr 1665 erfolgte die erste Bluttransfusion zwischen zwei Hunden. Die gleiche Versuchsanordnung von Mensch zu Mensch zeitigte allerdings fatale gesundheitliche Folgen, weshalb man sie bald auf den Index setzte. Bis der österreichische Serologe Karl Landsteiner (1868–1943) die unterschiedlichen Blutgruppen entdeckte, was deren Unverträglichkeit und so den oftmals tödlichen Ausgang der Transfusionen erklärt hätte, sollte es noch bis 1901 dauern.

Ungeachtet solcher Rückschläge war jedoch der medizinische Pioniergeist entfacht: Im Jahr 1733 gelang dem Wissenschaftler Stephen Hales (1677–1761) erstmals die genaue Messung des Blutdrucks. 1896 ersann der Italiener Scipione Riva-Rocci (1863–1937) den Prototyp des heutigen Blutdruckmessgerätes. Mit seinen Initialen RR als Kürzel für Blutdruckmessung wird bis heute Riva-Rocci gedacht. Seine Erfindung wie das Experiment von Stephen Hales stehen hier angesichts der gebotenen Kürze nur exemplarisch für die zahlreichen wissenschaftlichen Errungenschaften, die durch Harveys Rechenexempel in Gang gesetzt worden waren.

Zwischen den Gesetzen des Geistes und der Natur

Mit dem rasanten Fortschritt in der Erforschung des Herz-Kreislauf-Systems war auch die »Entseelung des Körpers« nicht mehr aufzuhalten. Der neuzeitliche Naturwissenschaftler René Descartes (1596–1650) entwarf 1637 den Prototyp der »Maschine Mensch«: ein Maschinenmodell des Körpers, dessen automatischen Abläufe vom Herzmotor angetrieben und vom Gehirn zentral gesteuert werden. Im Zuge der »Mechanik des Organismus« wurden in der Herzgegend empfundene Emotionen zur illusionären Projektion erklärt: »Was die Meinung derjenigen betrifft«, so Descartes über unbeirrbare Zeitgenossen, die immer noch »denken, dass die Seele die Leidenschaften im Herzen empfange, so ist sie nicht weiter der Beachtung wert.«

Harvey selbst wären diese Rückschlüsse aus seiner Entdeckung fern gelegen. Als Anhänger der Naturphilosophie von Aristoteles wäre es ihm nicht in den Sinn gekommen, Herz und Gehirn aus dem Wirkungsgefüge Körper herauszunehmen und jeweils getrennt für sich zu betrachten. Harvey sah das Herz vielmehr, wie aus seinen Worten ersichtlich, als »Fürst der Lebewesen« an, von dem der Sonne gleich »alles Leben abhängt, alle Frische und Kraft ausstrahlt«.

Doch das waren Denkmodelle von gestern. Das jahrtausendealte Prinzip vom Herz als Träger der Lebenskraft und Sitz der Seele war überholt und von der dualistischen Sicht abgelöst worden. Das Herz als Motor und Koordinator aller körperlichen wie psychischen und emotionalen Vorgänge hatte abgedankt. Neuer Kapitän auf der Brücke, dem die Steuerung sämtlicher Abläufe und damit auch der Herztätigkeit zugesprochen wurde, war nun das Gehirn. Körperliche Erscheinungen wurden von der Welt des Geistes getrennt, Gesundheit und Krankheit gemäß dem Prinzip der Descartes'schen »Körpermechanik« interpretiert. Das uralte Band zwischen Herz und Psyche war endgültig durchschnitten. Vertreter der Naturphilosophie, darunter Gottfried Wilhelm Leibniz (1646–1716), Jean-Jaques Rousseau (1712–1778) und Georg Wilhelm Friedrich Hegel (1770–1831) suchten der vollzogenen Spaltung von Geistes- und Naturwissenschaften zwar Einhalt zu gebieten und die Absolutierung der körperlichen Ebene abzumildern, doch dieses Unterfangen zeigte wenig Wirkung.

Das dualistische Konzept und seine Trennung von »soma« und »psyche«, von Leib und Seele, dominierte nun das wissenschaftliche Denken der westlichen Welt. Eine Betrachtung des Organismus in seiner Gesamtheit wurde streng genommen erst in den letzten Jahrzehnten wieder wissenschaftlich »gesellschaftsfähig«.

Um die Jahrhundertwende setzte, beginnend mit der ersten geglückten Herzoperation, die »Technisierung des Herzens« ein. Die Herzchirurgie verzeichnete immer neue Erfolge, einer noch spektakulärer als der vorhergehende. Nach der ersten chirurgischen Herznaht im Jahr 1896 kam 1923 die erste erfolgreiche Operation einer Herzklappenverengung. Danach etablierte sich die Methode der Katheterisierung: 1929 erfolgte die erste Untersuchung mit einem Herzkatheter, und zwar von Werner Forßmann (1904–1979), einem jungen Arzt an der Berliner Charité, im Selbstversuch durchgeführt. Er schob sich einen dünnen Gummischlauch von der linken Ellenbeuge durch die Armvene bis in die rechte Herzkammer vor. Nachdem er ihn über dreißig Zentimeter eingeführt hatte, ging Forßmann in die Röntgenabteilung und dokumentierte selbst das Ergebnis seiner »Sondierung des rechten Herzens«. Für seinen Mut wurde der Arzt 1956 mit dem Nobelpreis für Medizin geehrt. Später Ruhm, denn zunächst stieß seine Pionierarbeit auf einige Ablehnung. »Mit solchen Kunststücken habilitiert man sich in einem Zirkus und nicht an einer anständigen deutschen Klinik«, lautete die Kritik des berühmten Chirurgen Ferdinand Sauerbruch, bei dem Forßmann damals Assistent war.

Nächster Meilenstein in der Entwicklung der Herzchirurgie war die Ausschaltung der Herz- und Lungenkontraktion für die Zeit des Eingriffs mittels der Herz-Lungen-Maschine. Sie kam 1954 erstmals erfolgreich zum Einsatz und machte die nachfolgenden herzchirurgischen Eingriffe erst möglich – so beispielsweise das Einsetzen des ersten künstlichen Herzschrittmachers im Jahr 1958 sowie die Bypass-chirurgie. Eine der Sternstunden der Medizin schlug dann am 3. Dezember 1967 mit der ersten Verpflanzung eines menschlichen Herzens durch Christiaan Barnard. Sie konnte das Leben des Patienten allerdings nicht retten, er starb wenige Tage nach dem Eingriff.

Nahezu alle der aufgeführten Eingriffe sind heute Routine: Jährlich werden in Deutschland Tausende von Herzschrittmachern eingesetzt und rund 70 000 Bypass-Operationen durchgeführt. In den mehr als dreißig Jahren, seit Barnard das erste Herz verpflanzte, sind weltweit inzwischen über 35 000 Herztransplantationen erfolgt.

In den achtziger Jahren wurde schließlich der »Hirntod« als medizinisches wie juristisches Kriterium für die Endstation des Lebens eingeführt. Damit hatte der Herzschlag auch als physiologisches Indiz für Leben ausgedient.

Die Gesichter des Herzens

Seit den Zeiten Descartes' hat sich, wie wir sahen, die Vorstellung vom Herz als Sitz der Seele und der Lebenskraft verändert. Die Errungenschaften des medizinischen Fortschritts verliehen dem facettenreichen Bild vom Herz ein weiteres Antlitz: das anatomisch-physiologische eines hochleistungsfähigen Hohlmuskels. Dieses bestimmte nun die medizinische Sicht. Die anderen Bilder vom Herzen gingen dennoch nicht verloren.

Dem »vitalen Herzen« begegnen wir tagein, tagaus. Wir fühlen es in unserer Brust mal schneller, mal langsamer schlagen und können an dessen Pumpen unseren Puls ertasten – eine höchst körperliche, individuelle Erfahrung, deren tiefe Bedeutung uns meist erst klar wird, wenn der Taktgeber des Lebens aus dem Rhythmus gerät.

Ebenso ist uns allen das »seelische Herz« bekannt, das sich uns in Emotionen offenbart. Die Resonanz von Liebe und Hass, Freude und Wut, Offenheit und Angst empfinden wir körperlich als Befreiung oder als Druck in der Brust. Nicht zu vergessen das »klopfende Herz«, ein untrüglicher Seismograph unseres psychischen Befindens.

Das »geistige Herz« schließlich konfrontiert uns regelmäßig mit den Inhalten, die tief verborgen und oftmals unerkannt im Bewusstsein ruhen. Willentlich nicht steuerbar, geben sie sich körperlich spürbar am Herzschlag oder als Beklemmung im Brustraum zu erkennen. Dass uns etwas »am Herzen liegt«, kommt nicht von ungefähr. Ebenso

»Das Herz hat seine
Gründe, die der
Verstand nicht
kennt.«

BLAISE PASCAL
(1623–1662)

nicht, dass uns »das Herz in die Hose rutscht«, weil wir ängstlich sind, oder es »vor Freude hüpft«, weil wir glücklich sind. Die vielen Redewendungen, mit denen das Herz Eingang in die Sprachen der Welt gefunden hat, sind kein theoretisches Konstrukt. Vielmehr nehmen sie Bezug auf spürbare körperliche und psychische Reaktionen. Der »Stein«, der vom Herzen »fällt«, lässt uns in der Tat erleichtert aufatmen.

Die Psychologie des Herzens

»Der Mensch an sich selbst, sofern er sich seiner gesunden Sinne bedient, ist der größte physikalische Apparat, den es geben kann, und das ist eben das größte Unheil der neuen Physik, dass man die physikalischen Experimente gleichsam vom Menschen abgesondert hat und bloß an dem, was künstliche Instrumente zeigen, die Natur erkennen, ja, was sie leisten kann, dadurch beschränken und beweisen will«, merkte schon Johann Wolfgang von Goethe (1749–1832) an.

»Bei einer Krankheit ist nicht ein einzelnes Organ, sondern der ganze Mensch erkrankt«, befand auch einst Viktor Freiherr von Weizsäcker (1886–1957). Der Wegbereiter der psychosomatischen Medizin hatte bei diesen Worten vermutlich nicht explizit das Herz im Sinn. Dennoch trifft seine Aussage auf kein anderes Organ so zu wie auf dieses: Paradebeispiel für die Wechselbeziehung von Seele und Leib, »psyche« und »soma«. Im Rhythmus des Herzens spiegelt sich unser Leben wider.

Emotionales Befinden und Lebensumstände können zum Katalysator von Prozessen werden, die den Körper erkranken lassen – die Kernaussage des von Weizsäcker 1930 verfassten Werkes »Soziale Krankheit und soziale Gesundung«. Sie hat über die Jahre nicht an Aktualität verloren, sondern erscheint heute so brisant wie nie zuvor. Der Einfluss psychischer und sozialer Umstände auf die Gesundheit des Herzens ist inzwischen mannigfach belegt. Wie die Erkenntnisse aus jüngster Zeit offenbaren, ist das Herz als psychosomatisches Organ zurückgekehrt.

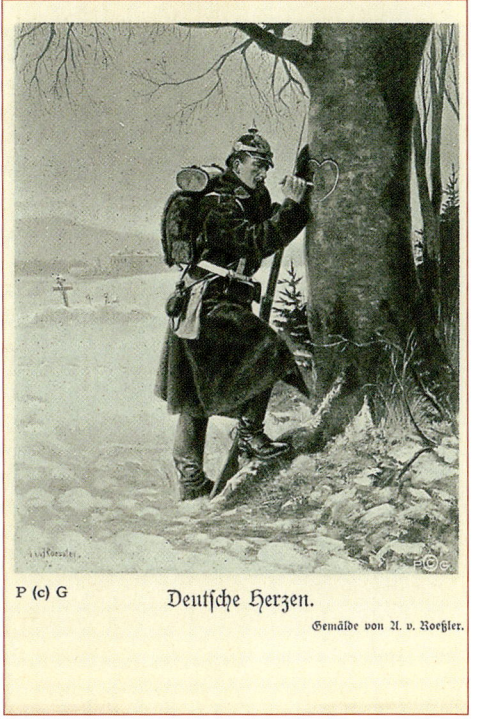

P (c) G

Deutsche Herzen.

Gemälde von A. v. Roeßler.

Das Phänomen der »Kriegsherzen« hatte schon einmal ein kurzes Schlaglicht auf das enge Zusammenspiel von Herz und Psyche geworfen: Im Ersten Weltkrieg traten bei Frontsoldaten gehäuft Herzerkrankungen auf, die sich organisch nicht erklären ließen. »Angstherz«, »Kriegsherz« oder »soldier's heart« lauteten die ratlosen Versuche einer Diagnose dessen, was in den Schützengräben des Ersten Weltkriegs massenhaft auftrat und später als Herzangstneurose identifiziert wurde. Der deutsche Herzspezialist und Generalstabsarzt August Hoffmann unternahm damals folgenden Erklärungsversuch: »Mancher konstitutionell Schwächliche, der bei ruhiger Friedenstätigkeit vielleicht niemals etwas von sei-

Angst kann den Herzmuskel erlahmen lassen.

nem Herzen gespürt hätte, erkrankte unter den physischen und psychischen Einwirkungen des Kriegsdienstes, da er diesem von vornherein nicht gewachsen war.« Wer in seinem »Wunsch, die Heimat zu schützen«, so Hoffmann weiter, nicht hartgesotten genug war, dessen »Pflichtgefühl wurde zugunsten egozentrischer Gefühle zurückgedrängt«.

Wer also die Greuel an der Kriegsfront nicht ausreichend mit dem Dienst fürs Vaterland verdrängen konnte und wem der hautnah miterlebte Tod seiner Kameraden zu sehr ans Herz ging, der erkrankte an ebendiesem: ein gebrochenes Herz aufgrund »ichbezogener Emotionen«. Doch dass Emotionen krank machen können, passte weder ins preussisch-strenge Bild der Kämpfer für das Vaterland noch in das rationalistische Bild der Herzchirurgie. Der Krieg war vorbei und die Herzangstneurose geriet in Vergessenheit. »Es scheint fast so«, beklagte damals der Pariser Neurologe Joseph Jules Déjerine (1849–1917), »als würde man bei der organizistischen Mentalität unserer Zeitepoche eine gewisse Scham haben, sich die pathogene Tätigkeit von Emotionen vorzustellen. Von Erscheinungen also, die anders sind als objektive Feststellungen, die uns das Mikroskop, die Chemie und Experimente zu treffen gestatten.« Was der Mitbegründer der modernen Psychotherapie im Jahr 1914 beklagte, sollte nicht nur für seine Zeitepoche gelten. Dass beispielsweise fehlende emotionale Geborgenheit, Kontaktarmut ebenso wie berufliche Überforderung eine gefährliche Eigendynamik entwickeln können, wurde auch über die folgenden Jahrzehnte hinweg mehr als Bagatelle denn als ernst zu nehmender Krankheitsgrund gehandhabt. Die Hinterlassenschaften des Descartes'schen Konzepts – Trennung von Seele und Körper – prägten nach wie vor das wissenschaftliche Denken.

Wer psychischen Belastungen und Schwierigkeiten im sozialen Umfeld nicht gewachsen war, den sah man am besten auf der Couch des Psychoanalytikers aufgehoben. Dass dauerhafter emotionaler Stress auch mit Blaulicht in die Intensivstation führen kann, wurde wenig beachtet. Der krankheitsfördernde Effekt von emotionalen Konflikten war zweifelsohne bekannt und immer wieder Gegenstand wissenschaftlicher Diskussionen. Auch die unmittelbare Auswirkung von akutem seelischen Stress hatte man wiederholt erlebt. So ist etwa der sprunghafte Anstieg plötzlicher Herztode nach dem großen Erdbeben in Los Angeles 1994 niemand entgangen und war sogar Thema einer wissenschaftlichen Untersuchung. Diese und andere vielsagende Indizien fanden jedoch als Krankheitsursachen kaum Berücksichtigung.

Erst seit einigen Jahren beginnt man allmählich, seelischen wie sozialen Aspekten als Risikofaktoren die Bedeutung beizumessen, die ihnen gebührt. Die Verdachtsmomente hinsichtlich der ursächlichen Zusammenhänge zwischen den Leiden der Psyche und jenen des Herzens bestätigen sich mehr und mehr. Deren wechselseitige Beeinflussung lässt heute nicht mehr nur nach neuen Antworten suchen, sondern auch neue Fragen stellen.

Neues Verständnis von Herzbeschwerden

Die Herzmedizin konnte in den vergangenen Jahrzehnten ungeheure Fortschritte in Diagnostik und Therapie verzeichnen. Ihr verdanken zahllose Menschen ihr Überleben, ebenso wie eine bessere Lebensqualität: Programme wurden ins Leben gerufen und Therapiekonzepte etabliert, die das Ziel verfolgen, den Patienten bei der Bewältigung seiner Erkrankung im Alltagsleben zu unterstützen.

Allen Erfolgen der Herzmedizin zum Trotz ist die Zahl der Herz-Kreislauf-Erkrankungen jedoch nicht zurückgegangen, sondern, wie eingangs erwähnt, noch gestiegen. Nach wie vor belegen sie den ersten Platz in der Sterbefallstatistik und der Rangliste der Invaliditätsursachen. 85 000 Menschen sterben jährlich in Deutschland an einem Herzinfarkt – eine ernüchternde Bilanz. Auch die Zukunftsaussichten erfreuen das Herz wenig: Gemäß einer 2001 von der »Deutschen Gesellschaft für Kardiologie, Herz- und Kreislaufforschung« aufgestellten Prognose steht in den nächsten Jahren ein weiterer Anstieg an Herzkrankheiten bevor. In den USA hat sich die Zahl der Patienten mit Herzschwäche in den Jahren von 1987 bis 2001 bereits verfünffacht.

Die seit den 1950er-Jahren laufende intensive Erforschung dessen, was die Rate an koronaren Herzerkrankungen in die Höhe schnellen lässt, hat einiges an Gefahren zu Tage gefördert. Bahnbrechend war hier die nahezu schon legendäre Framingham-Studie (siehe Seite 79), benannt nach einer Kleinstadt in den USA nahe Boston. Deren mehr als 5000 Einwohner und ihre Lebensweise wurden über zwei Jahrzehnte hinweg laufend erfasst. Anhand der wiederholten Untersuchungen kam man den klassischen Risikofaktoren auf die Spur. Die Framingham-Studie erbrachte als erste den eindeutigen Beleg ihrer ursächlichen Bedeutung bei der Entstehung der koronaren Herzkrankheit: Das Gefahrenpotenzial von Bluthochdruck, Nikotin, Bewegungsmangel und anderen Faktoren war entlarvt.

»Wir sollten nicht nur nach neuen Antworten suchen, sondern auch lernen, neue Fragen zu stellen.«
ANONYM

Reduzierung und weitestgehende Vermeidung der klassischen Risiken für Herzerkrankungen haben uneingeschränkt ihre wissenschaftliche Berechtigung. Entsprechend widmet sich dieses Buch im weiteren Verlauf auch diesen altbewährten Säulen, auf denen ein »herzfreundlicher« Lebensstil beruht. Doch die konventionellen Gefahren für die Herzgesundheit sind nur die eine Seite der Medaille. Nicht einmal die Hälfte der Fälle lassen sich durch das schädliche Wirken bestimmter Risikofaktoren erklären – ungeachtet der regen Forschungen auf diesem Gebiet. Dies lässt bereits erahnen, dass die Zusammenhänge komplexer sind.

Eine gefährliche Allianz

Schon William Harvey wusste im 17. Jahrhundert, was die Herzen ebenfalls schwächen kann. In seiner Abhandlung zur »Theorie der Blutbewegung« wies er an vielen Stellen darauf hin, dass unser Herz unmittelbar auf Stress, Konflikte und psychische Störungen reagiert. So hielt Harvey fest, dass »eine geistig-seelische Störung, die Schmerz, überschwengliche Freude, Hoffnung oder Angst hervorruft«, nicht nur die Gemütslage beeinflusst, sondern »sich auch auf das Herz ausdehnen kann«.

Was der Brite damals formulierte, steht heute auf einer soliden wissenschaftlichen Basis. Zwischen den Leiden der Psyche und den Leiden des Herzens besteht eine unheilvolle Allianz im wahrsten Sinne des Wortes. Was die Herzen kränkt, sind nicht allein ungesunde Ernährungsgepflogenheiten und zu viele Zigaretten. Die Ergebnisse aus Studien sprechen eine klare Sprache. Diese besagt, dass es sich bei der koronaren Herzerkrankung um ein komplexes Geschehen handelt, bei dem viele verschiedene Aspekte beteiligt sind. Psychische Belastungen und soziale Umstände spielen dabei eine bedeutende Rolle. Das Risiko, das mit diesen Faktoren verknüpft ist, besitzt die gleiche Größenordnung wie die etablierten Gefahrenquellen, beispielsweise Übergewicht oder Bluthochdruck.

Ist das Herz dauerhaft psychischem Stress durch emotionale und soziale Belastungen ausgesetzt, gerät es aus seinem gesunden Takt. Die andauernde Erregung setzt das zentrale Nervensystem unter Starkstrom und mit ihm den Herzmuskel. Hält dieser hochtourige Zustand länger an, tragen Herz und Kreislaufsystem nachhaltige Schäden davon. Nervöse Herzbeschwerden, Herzrhythmusstörungen, Herzinsuffizienz und Herzinfarkte können die Folge sein. Ausschlaggebend ist auch, was sich hinter den klassischen Risikofaktoren verbirgt: die Motive, die beispielsweise dazu führen, dass jemand raucht, obwohl die Schädlichkeit dieser Angewohnheit hinlänglich bekannt ist. Auch hinter Bluthochdruck kann sich ein Bewältigungsmechanismus verbergen, der darauf abzielt, emotionale Defizite auszugleichen. Alles Prozesse, die unbewusst ablaufen, jedoch eine große Gefahr für die Herzgesundheit darstellen.

Indizien, die für sich sprechen

Nachfolgend ein kleines Segment aus dem breiten Spektrum an Belegen dafür, wie eng Herz und Psyche einander verbunden sind. In gesunden wie in kranken Tagen ...

Angstzustände und Depressionen treten häufig im Verbund mit Erkrankungen des Herzens auf. Das legt kausale Zusammenhänge nahe. Zu Recht: Die psychische Verfassung ebnet der Herzkrankheit den Weg, ebenso wie der beeinträchtigte körperliche Gesundheitszustand das emotionale Befinden beeinträchtigt. Patienten mit Depressionen und Angstzuständen haben ein erheblich höheres Risiko für eine koronare Herzerkrankung. Auch deren Verlauf und deren Prognose werden von diesen psychischen Krankheiten negativ beeinflusst. Auf der anderen Seite stellen sich nach einem Herzinfarkt und im Zuge einer akuten Erkrankung der Herzkranzgefäße sehr häufig depressive Verstimmungen und Angststörungen ein.

Ausgeprägtes **Erfolgsstreben** und ein **starkes Geltungsbedürfnis** machen anfällig für Krankheiten, insbesondere für jene des Herzens. Leistungsorientiert zu sein und die Bereitschaft zu besitzen, sich zu engagieren, sind zweifelsohne und gerade heute wichtige Kriterien für berufliche und gesellschaftliche Anerkennung. Viele Menschen unterschätzen jedoch die Anforderungen, denen sie sich stellen, beziehungsweise überschätzen ihre Kraft, sie auch zu bewältigen. »Overcommitment« nennt der Psychologe das, eine dauerhafte Überforderung. Diese bleibt nicht ohne Folgen, denn sie erschöpft die psychischen wie körperlichen Ressourcen. Das mündet früher oder später in einen treffend »Erschöpfungskrise« benannten Zustand: Erfolgserlebnisse und positive Empfindungen werden mehr und mehr von Pessimismus und Versagensängsten verdrängt. Bleibt ein Krisenmanagement ohne Erfolg, führt der Weg meist in die Depressivität und zugleich in die Herzkrankheit. Unter Patienten mit koronaren Herzerkrankungen (und mehr noch bei Infarktpatienten) finden sich auffällig viele Menschen mit den beschriebenen Wesenszügen.

Ein Phänomen, das sich keineswegs auf unsere heutige Zeit beschränkt, sondern bereits dem Mediziner William Osler 1892 aufgefallen ist. Er publizierte im Wissenschaftsmagazin *Lancet* einen Bericht über Menschen, »deren Maschine immer auf Hochtouren läuft«. Osler wies schon damals darauf hin, dass diejenigen überdurchschnittlich häufig von Angina pectoris und anderen Herzleiden betroffen sind. Erkenntnissen jüngster Studien zufolge geht weniger das »Hochtourige« ans Herz, sondern vielmehr das, was die »Maschine« in ein so rasantes Tempo versetzt: Feindseligkeit, Ärger und unterdrückte Emotionen. Charaktereigenschaften, die nicht nur den Charakter verhärten, sondern auch die Herzkranzgefäße.

Auch zwischen **sozialem Status** und Gesundheitsstatus des Herzens besteht ein direkter Zusammenhang. Je niedriger die gesellschaftliche Stellung, desto höher ist die Wahrscheinlichkeit einer Herzerkrankung. Das gründet nicht nur in dem höheren Risikopotenzial dieser Schichten, bedingt durch Bewegungsmangel, Übergewicht, Rauchen oder ungesunde Ernährung. Die Ursachen sind vielmehr in höherer emotionaler Belastung zu suchen.

Wer im Beruf dauerhaft **Höchstbelastungen** ausgesetzt ist, lebt ebenso höchst gefährlich. Chronische Überanstrengung wie hohe berufliche Anforderungen bei wenig Anerkennung und Entscheidungskompetenz haben sich als enormes Risiko für das Herz entpuppt. Negativstress im Arbeitsleben, »job strain« genannt, lässt auch das Risiko für einen plötzlichen Herztod glatt um das Vierfache ansteigen.

Wer über ein **gutes soziales Netzwerk** und **emotionalen Rückhalt** in Partnerschaft, Freundes- und Bekanntenkreis verfügt, der kann die Krisen des Lebens besser meistern und lebt gesünder. Die Erfahrung von menschlicher Nähe und Vertrauen wie das Erleben, auch in kritischen Lebenssituationen unterstützt zu werden, stärken Seele und Herz gleichermaßen. Denn Menschen, die sozial isoliert leben und wenig emotionalen Austausch haben, tragen ein wesentlich größeres Risiko für koronare Herzerkrankungen – unabhängig von anderen Aspekten, die bei der Entstehung dieser Krankheit eine wichtige Rolle spielen können.

»Social support«, soziale Unterstützung, wirkt wie ein Puffer, der Stress reduzieren kann. Harmonische Beziehungen und Einbindung in eine Gemeinschaft sind gewissermaßen eine Art Fallschirm. Er kann zwar nicht vor gesundheitlichen Abgründen bewahren, die Landung in diesen jedoch deutlich sanfter gestalten.

Extremer emotionaler Stress lässt das Risiko für das Auftreten eines akuten Herzinfarktes deutlich in die Höhe schießen. Eklatant offenbart sich dies in lebensbedrohlichen Situationen. So stieg bei dem schweren Erdbeben, das 1994 die Stadt Los Angeles und die umliegenden Regionen erschütterte, die Zahl der plötzlichen Herztode um das Fünffache an. Es handelt sich hier um ein ähnliches Szenario wie zu Beginn des Golfkrieges 1991, als die Rate an Herzinfarkten und plötzlichen Herztoden sprunghaft in die Höhe schnellte. In Israel wurden in den ersten Kriegstagen dreimal mehr Infarkte verzeichnet als jemals zuvor. Das bereits erwähnte Phänomen der »Kriegsherzen« aus dem Ersten Weltkrieg tauchte also Jahrzehnte später im Angesicht der Langstreckenraketen am Golf wieder auf.

Doch nicht nur so massive Bedrohungen für Leib und Leben lassen den Herzschlag aussetzen. Auch einschneidende **Veränderungen der Lebenssituation**, die emotional stark belastend sind, können das Herz aus dem gesunden Rhythmus bringen. Solche »Life-Events«, wie der Verlust des Lebenspartners oder die Kündigung des Arbeitsplatzes, haben nicht selten fatale Folgen: Patienten mit Herzinfarkt waren vielfach kurz vor dessen Eintritt solchen Krisensituation ausgesetzt. Aber auch die vermeintlichen »Kleinigkeiten«, die einen in Rage bringen, können eine Gefahr für das Herz bedeuten. Das Risiko, innerhalb der nächsten Stunde nach einem Wutausbruch einen Herzinfarkt zu erleiden, ist bis zu 15-mal höher als sonst.

Kardiologie auf neuen Wegen

Heilung findet sowohl auf der körperlichen wie auf der psychischen Ebene statt. Es genügt nicht, die körperlichen Symptome zu therapieren und so das körperliche Herz zu heilen. Vielmehr muss die Behandlung auch der Heilung des seelischen Herzens gelten. Eine Konsequenz, die sich aus den Erkenntnissen zum ursächlichen Einfluss psychischer und sozialer Faktoren auf Erkrankungen des Herzens ergibt.

Soll die Therapie von Herzerkrankungen erfolgreich sein, muss sie auch psychische Ursachenfindung betreiben. Das bedeutet, sich konkret mit der von Patient zu Patient unterschiedlichen Psychodynamik zu beschäftigen, die seiner Krankheit mit zu Grunde liegen kann. Der behandelnde Arzt sollte sich dazu mit den Lebensumständen des Patienten, seiner privaten und sozialen Situation auseinander setzen. Das erfordert zweifelsohne Zeit und Einfühlungsvermögen. Denn die seelischen Lasten, die ein Herz erkranken ließen, liegen meist tief verborgen und geben sich nicht so leicht zu erkennen. Emotionale Konflikte und aufgestaute Aggressionen sind nicht auf dem Röntgenbild sichtbar zu machen oder aus dem Blutbild zu entnehmen. Demzufolge ist auch Erfolg der Behandlung nicht so eindeutig, wie es beispielsweise bei Cholesterin- und Blutdruckwerten der Fall ist.

> »Der Weg zu den Quellen geht gegen den Strom.«
>
> FRITZ VON UNRUH
> (1885–1970)

Erschwerend hinzu kommt, dass Personen, die unter einer koronaren Herzkrankheit leiden, oft die gleichen Symptome schildern wie Patienten mit psychischen Störungen. Eine Angststörung beispielsweise geht mit ähnlichen Beschwerden einher: Druckgefühle in der Brust, Nervosität und Herzklopfen. Das macht die Sache nicht einfacher, da die beiden Erkrankungen damit sehr schwierig zu differenzieren sind.

Wertvolle Hilfestellung kommt oft von den Patienten selbst. Die meisten Herzkranken wissen intuitiv um die eigentlichen Hintergründe ihrer Erkrankung. Vielfach erhält der Arzt im Dialog mit dem Patienten Hinweise auf Belastungen in ihrer momentanen Lebenssituation, wenn auch oft nur versteckt. Doch die eine oder andere Bemerkung des Patienten kann durchaus auf Gefahren schließen lassen, die verborgen im Unterbewusstsein ihr krank machendes Potenzial entfalten. Solche Kommentare müssen allerdings auch gedeutet werden können, was ein gewisses Maß an psychosomatischen Kenntnissen erfordert.

Hier stoßen niedergelassene Allgemeinmediziner wie auch Kardiologen hinsichtlich Zeit und Weiterbildung leider meist an ihre Grenzen. Dies hat zur Folge, dass verdeckte Alarmzeichen oft ungehört verhallen oder aber als nicht relevant und unbedeutsam für die Behandlung angesehen werden. Wie die letzten Seiten dargelegt haben, handelt es sich hier jedoch um einen gefährlichen Trugschluss.

Um der steigenden Zahl von Herzerkrankungen dauerhaft Einhalt zu gebieten, wird die Herzmedizin auf mehreren Schienen laufen müssen. Konkret: Herzpatienten in einem therapeutischen Netzwerk behandeln, bei dem Kardiologen und Psychologen, Internisten und Allgemeinärzte zusammenarbeiten. Solche »integrativen« Konzepte werden zukünftig eine bedeutende Rolle spielen. Nicht nur in der Kardiologie, sondern in allen Disziplinen der Medizin.

Dass die Kombination von konventioneller medizinischer Behandlung mit psychotherapeutischen Maßnahmen effektiv ist, zeigt sich laut der »Deutschen Gesellschaft für Prävention und Rehabilitation« schon heute. Die positiven Wirkungen machen sich sowohl im medizinischen Befund wie vor allem am subjektiven Empfinden des Patienten bemerkbar. Auch so manche Kardiologen, Psychologen und Sozialmediziner wissen bereits aus eigener Erfahrung, dass psychotherapeutische Behandlung das Behandlungsergebnis stabilisiert und die Prognose verbessert.

Die wissenschaftliche Plattform ist geschaffen. Nun gilt es, das theoretische Wissen um die Psychologie des Herzens in der Praxis umzusetzen. Auf dass das Plädoyer für die psychologische Betreuung Herzkranker nicht ungehört verhallt.

Das 2 Herz beschwert sich

»Der Körper ist der Übersetzer der Seele ins Sichtbare.«

CHRISTIAN MORGENSTERN (1871–1914)

Die Signale, die ein gekränktes Herz sendet, sind anfangs meist leise und werden oft erst gehört, wenn das Herz beginnt, sich deutlich vernehmbar über deren Missachtung zu beschweren – dann, wenn der Körper die Seele ins Sichtbare übersetzt: in diagnostizierbare Befunde wie erhöhte Blutdruckwerte und auffällige Herzstromkurven. Zu Beschwerden des Herzens gibt vieles Anlass, denn die koronare Herzkrankheit speist sich aus verschiedenen Quellen. Am meisten Unbehagen verursacht dem Herzen seelischer und sozialer Stress. Im großen »Repertoire des Psychischen« ist einiges zugegen, was das Auftreten einer koronaren Herzkrankheit in greifbare Nähe rücken lässt. Ob Depressionen, mangelnde emotionale Geborgenheit und Kontaktarmut, berufliche Überbelastung oder Probleme in der Partnerschaft: alles Faktoren, die im übertragenen wie im eigentlichen Sinn massiv ans Herz gehen können. Ein gesundheitlicher Sprengstoff, dessen schädliches Potenzial oftmals erst bei seiner Detonation erkannt wird – und damit zu spät.

35

Kleines kardiologisches Vademecum

Bevor es darum geht, was das Herz kränkt und wie es sich darüber beschwert, sollen im Folgenden kurz einige Bemerkungen zur Anatomie und Funktion des Herzens die Basis für ein besseres Verständnis der genannten Zusammenhänge schaffen. Dabei wollen die folgenden Seiten nicht nur als Präsentation physiologischer Daten verstanden werden. Zwischen ihren Zeilen soll auch ein wenig jener Faszination anklingen, die das Herz seit jeher ausübt.

Grob gefasst sind es zwei Aufgaben, die der Motor unseres Lebens tagtäglich und rund um die Uhr zu bewältigen hat: erstens das aus dem Körper heranströmende Blut in die Lunge zu pumpen, damit es dort Sauerstoff tanken kann; zweitens das mit frischem Sauerstoff aufgetankte Blut wieder in den Körper zurückzupumpen. Für diese beiden Kreisläufe, den kleinen durch die Lungen (Lungenkreislauf genannt) und den großen durch den gesamten Körper (der systemische Kreislauf oder Körperkreislauf), betreibt das Herz zwei getrennte Pumpsysteme. Sie liegen fein säuberlich von der dünnen Herzscheidewand getrennt in seinem Inneren. Der Lungenkreislauf dient der Anreicherung des Blutes mit Sauerstoff und der Abgabe von Kohlendioxid an die Atemluft; der Körperkreislauf der Versorgung des gesamten Organismus mit Sauerstoff und Nährstoffen.

Die Leistungskraft, mit der diese Pumpen arbeiten, stellt alles an vergleichbarer, von Menschenhand entwickelter Technik in den Schatten. Höchste Leistung bei langer Lebensdauer und wenig Verbrauch ist es, die das Herz zu bieten hat, und dazu noch auf vergleichsweise engem Raum. Bei einem gesunden Erwachsenen entspricht die Größe des Herzens gerade einmal der Größe seiner Faust.

Bauplan vom Triebwerk des Lebens

Beim Herz zeigt sich vielleicht am besten, dass die Konstruktionsabteilung der Natur unübertroffen ist. Nicht nur, dass der Herzmuskel ohne Unterlass und über ein Leben lang in Betrieb ist. Frappierend sind neben seiner – fast – unermüdlichen Energie auch die Größenordnungen, in denen sich das Herz für sein Lebenswerk bewegt. Durchschnittlich 70-mal pro Minute schlägt das Herz eines Erwachsenen, täglich also rund 100 800-mal. Daraus resultiert bei einer Lebensdauer von etwa siebzig Jahren die beachtliche Zahl von 2,5 Milliarden Herzschlägen. Jedes Mal, wenn sich der Herzmuskel zusammenzieht, befördert er – gesteuert von den herzeigenen Erregungszentren – jeweils die gleiche Menge von 70 Millilitern Blut in den Lungen- und den Körperkreislauf. Dabei bewegt er ein Zigfaches seines eigenen Gewichtes von etwa 300 Gramm. Täglich sind es mehr als sieben Tonnen, die er durch das Gefäßsystem schleust. Bei körperlicher und psychischer Belastung kann sich diese Menge auch verdoppeln.

Kleiner Muskel, große Leistung ...

Um eine Vorstellung davon zu bekommen, welche Kraft der Herzmuskel aufwenden muss, um das Blut in den Kreislauf zu pumpen, nehme man einen Tennisball und drücke ihn fest zusammen – das entspricht in etwa der vom Herz benötigten Muskelkraft. Auch wenn der Körper ruht, arbeiten die Herzmuskeln mit dieser Energie weiter: doppelt so viel, als die Oberschenkelmuskeln während eines Sprints über hundert Meter leisten müssen.

Das Gefäßsystem, durch welches das Blut mittels »Herzstärke« bewegt wird, ist so weit verzweigt, dass man unseren Planeten zweieinhalb Mal damit umwickeln könnte. Die Aorta, die größte Arterie des Körpers, hat den Durchmesser eines Rosenstils. Die Kapillaren, die Kleinsten im Gefäßsystem, sind so fein, dass sie erst zu Zehnerpäckchen gebündelt die Dicke eines menschlichen Haares ergeben.

DIE PRÄGNANTESTEN FAKTEN IM ÜBERBLICK

Daten:	Herz in Ruhe
Gewicht:	300 g
Schlagvolumen:	70 ml
Herzfrequenz:	70/min.
Herz-Zeitvolumen:	4,5 – 5 l/min.

»Form follows function« – nicht nur die Leistung, auch die Gestalt des Herzens besticht. Durch ein einfaches und funktionales Design, das nicht auf den ersten Blick verrät, was sich kompakt gebaut und reibungsfrei aufgehängt hinter dem doppellagigen Herzbeutel, dem Perikard, verbirgt: die Herzwände und deren Septen genannte Unterteilungen. Sie bestehen aus einem Muskelgewebe ganz besonderer Webart, dem Myokard. Dieses besitzt die einzigartige Fähigkeit, eigenständig zu arbeiten. Das Herzmuskelgewebe bedarf zur Kontraktion keiner Stimulation durch die Nerven, wie es sonst bei allen Muskeln im Körper erforderlich ist. Das Herz arbeitet unter eigener Regie, wofür ihm »hauseigene« Erregungszentren zu Diensten sind.

Der Herzmuskel arbeitet unter eigener Regie.

Dabei handelt es sich um spezialisierte Muskelzellen in der Wand des rechten Vorhofs, so genannte Schrittmacherzellen. Sie senden in ihrer eigenen Frequenz elektrische Impulse aus, die weitergeleitet zur Kontraktion des Herzmuskels führen – dem Herzschlag. In dessen erster Phase, der Diastole, ziehen sich die beiden Vorhöfe nahezu zeitgleich zusammen, um die Herzkammern mit Blut zu füllen. In der zweiten Phase, der Systole, kontrahieren die Kammern und pumpen ihren Inhalt einmal in die Lungen- und einmal in die Körperarterie. Der Sinusknoten – der aus mehreren Schrittmacherzellen besteht – ist also der natürliche Schrittmacher des Herzens, da er den Impuls zur Kontraktion des Herzmuskelgewebes gibt. Diese Fähigkeit zur Eigenerregung ist auch der Grund, weshalb bei einem klinisch Toten das Herz noch für einige Zeit weiterschlägt.

FRONTALABSCHNITT DURCH DAS HERZ

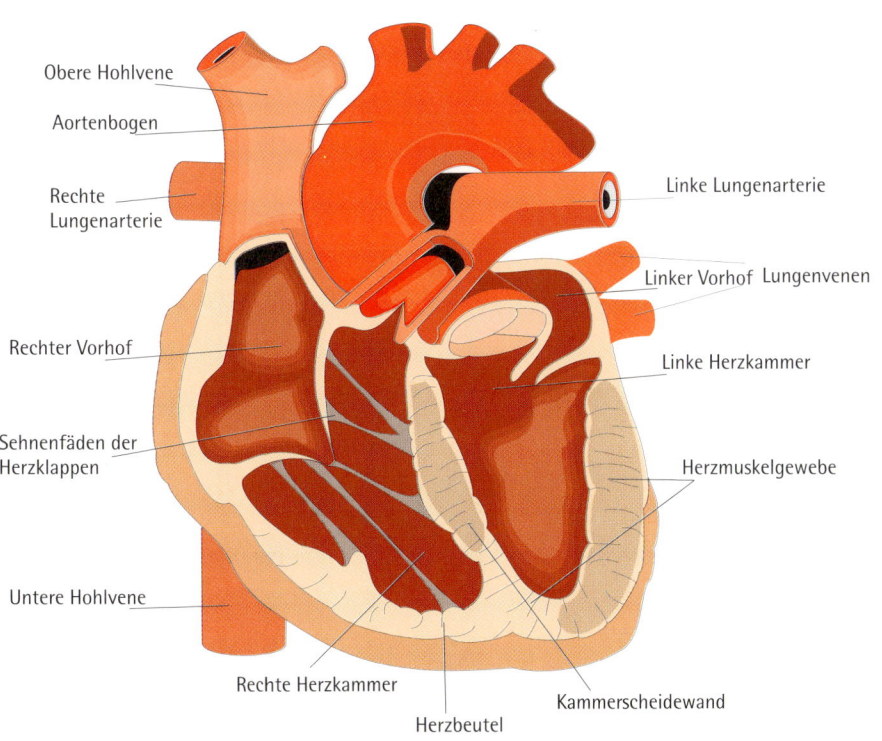

GROSSER KÖRPERKREISLAUF

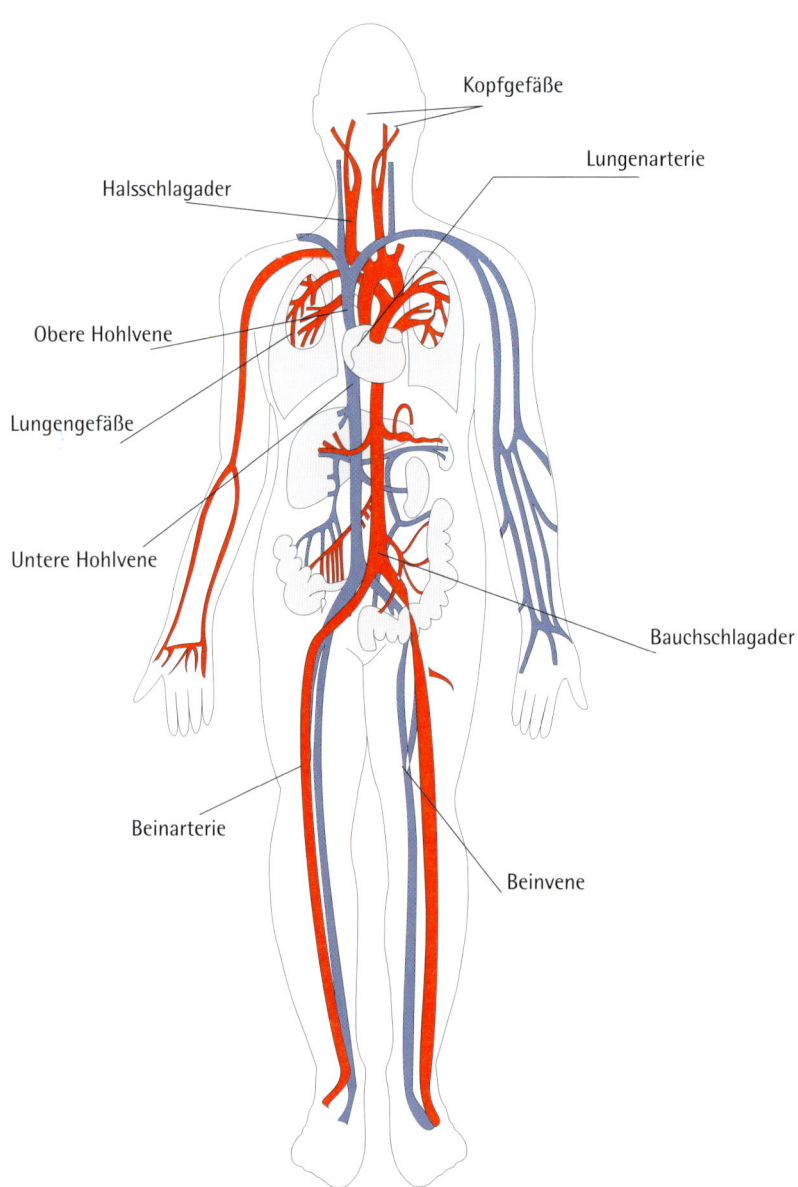

Kopfgefäße

Lungenarterie

Halsschlagader

Obere Hohlvene

Lungengefäße

Untere Hohlvene

Bauchschlagader

Beinarterie

Beinvene

Zurück zur Anatomie: Die Septen gliedern das Herz in vier Bereiche. Eine klare räumliche Trennung, die verhindert, dass sich sauerstoffarmes und -reiches Blut im pulsierenden Geschehen miteinander vermischen. Jeweils links und rechts findet sich eine Herzkammer, der Ventrikel, direkt angeschlossen jeweils ein Vorhof, das Atrium. Die Herzklappen sorgen dafür, dass nicht unversehens Blut in die Körpervenen zurückfließt. Ventilen gleich regulieren sie den Blutstrom aus den Körpervenen ins Herz und retour aus dem Herzen in die Arterien. Das alles nach der Verkehrsregel rechts vor links – »wie im richtigen Leben«. Über den rechten Vorhof kehrt das sauerstoffarme Blut aus dem Venensystem zum Herzen zurück, passiert die Herzklappe zur rechten Herzkammer und wird von dort in die Lungenarterie gepumpt. Weiter geht es, nunmehr im Zuge der Lungenpassage mit Sauerstoff angereichert, über den linken Vorhof zurück zum Herzen, flugs durch die Herzklappe zur linken Herzkammer und via Körperarterie wieder auf große Fahrt durch den Körperkreislauf.

Was durchschnittlich 70-mal pro Minute bei jedem Herzschlag durch das Herz geschleust wird, ist fürwahr ein besonderer Saft, angerührt aus Blutflüssigkeit, Plasma und Blutkörperchen. Die roten Blutkörperchen, die Erythrozyten, binden Sauerstoff an sich und transportieren ihn auf diese Weise durch den Körper. Die weißen Blutkörperchen, die Leukozyten, übernehmen die Abwehrfunktion im Kreislauf. Nicht erwähnt wurden bislang die Blutplättchen, Thrombozyten. Diese rücken später bei der Erörterung der koronaren Herzkrankheit genauer ins Blickfeld.

Den Ausklang dieses anatomisch-physiologischen Rundgangs bilden die Herzkranzgefäße. Koronararterien oder Koronarien genannt, versorgen sie das Herzmuskelgewebe mit Blut. Stellt sich während einer akuten Belastungssituation ein Mehrbedarf ein, können die Koronarien kurzfristig bis zu fünfmal stärker durchblutet werden. Diese maximale Steigerungsfähigkeit der Durchblutung bezeichnet man als Koronarreserve. Da das Herzmuskelgewebe in seiner Versorgung mit Blut und damit mit Sauerstoff und Nährstoffen voll und ganz auf seine Kranzgefäße angewiesen ist, lässt sich gut nachvollziehen, weshalb es so empfindlich auf eine Einschränkung ihrer Durchblutung reagiert. Dies ist beispielsweise bei der Verengung eines Herzkranzgefäßes der Fall – dem ersten Schritt ins koronare Krankheitsgeschehen.

ERZEUGUNG DES BLUTDRUCKS

Durch die Kontraktion des Herzmuskels entsteht der Blutdruck, der innerhalb des Herzens wie auch der großen Gefäße unterschiedlich hoch ist: Das aus dem Körper in den rechten Vorhof strömende, sauerstoffarme Blut hat einen geringen Druck von einem bis maximal zwei mm Hg (Millimeter Hydrargyrum [Quecksilber]). Sobald das Blut von der rechten Herzkammer in die Lungen gepumpt wird, erhöht sich sein Druck auf etwa 20 mm Hg. Das sauerstoffreiche Blut, das aus den Lungen in den linken Vorhof zurückkehrt, hat wieder einen niedrigen Druck zwischen drei und vier mm Hg. Erst bei der Kontraktion, mit welcher der Lebenssaft aus der linken Herzkammer in den Körper gepumpt wird, erhöht sich der Blutdruck auf rund 120 mm Hg. Dieser lässt sich in allen Arterien des Körpers als so genannter systolischer Druck messen. Zwischen den einzelnen Herzschlägen fließt das Blut durch die Kapillaren und dabei sinkt der Wert auf etwa 80 mm Hg – der diastolische Druck. Als normaler Blutdruckwert für einen gesunden Erwachsenen gilt ein systolischer Druck von bis zu 140 mm Hg und ein diastolischer Druck von bis zu 80 mm Hg.

Wenn das Herz aus dem Takt gerät

Lasten ein hoher Blutdruck, Übergewicht und anderes auf dem Herzmuskel und lassen seine Kraft nach und nach erlahmen, gerät das Herz aus dem gesunden Takt. Unter anderem stellen sich chronische Herzkranzgefäßerkrankungen ein, die koronaren – auch ischämisch genannten – Herzerkrankungen, kurz KHK. Dabei haben sich die Wände der Herzkranzgefäße so verändert, dass der Blutdurchfluss beengt ist und der Herzmuskel nur noch mangelhaft durchblutet wird. Das allmähliche Engerwerden der Herzkranzgefäße kann, wie später noch gezeigt wird, verschiedene Ursachen haben.

Eine der häufigsten Krankheiten, die aus der mangelhaften Blut- und Sauerstoffversorgung der Herzkranzgefäße resultiert, ist die Herzschwäche. Medizinisch Herzinsuffizienz genannt, handelt es sich dabei um einen fortschreitenden Prozess, in dessen Verlauf die Leistungskraft des Herzmuskels stetig abnimmt.

KORONARE HERZERKRANKUNGEN

Unter dem Begriff der Koronaren Herzkrankheit, abgekürzt KHK, sind mehrere verschiedene Krankheitsbilder zusammengefasst, die jedoch alle auf die gleiche Ursache zurückgehen: die Arteriosklerose der Herzkranzgefäße. Diese Verengung der Koronararterien beeinträchtigt die Versorgung des Herzens mit Blut und Sauerstoff. Es kommt zu einer Minderdurchblutung und zu Sauerstoffknappheit im Herzmuskel, was zu den folgenden Herzerkrankungen führt:

Angina pectoris
Papillarmuskelfehlfunktionen
Wandkontraktionsstörungen
Herzschwäche = Herzinsuffizienz
Herzinfarkt
Herzrhythmusstörungen
Plötzlicher Herztod

Ohne lebenslängliche Garantie

Ungeachtet der Fortschritte der Kardiologie und Herzchirurgie ist die Herzinsuffizienz nicht zurückgegangen, sondern noch häufiger geworden. Stündlich erleiden in Deutschland zehn Menschen einen plötzlichen Herztod, meist im Zusammenhang mit einem Herzinfarkt. Doch auch die statistischen Daten zur Herzschwäche geben zu denken. Jeder dritte Patient mit einer Herzschwäche im fortgeschrittenen Stadium stirbt an dieser Krankheit. Damit hat diese eine ebenso schlechte Prognose wie Krebserkrankungen.

Auf die Kraft des Herzmuskels gibt es eben keine Garantie: Im gesunden Zustand reagiert er auf gesteigerte Belastung beispielsweise bei Bewegung oder Stress, indem er seine Leistung ankurbelt und so den Mehrbedarf des Organismus an Sauerstoff und Nährstoffen deckt. Bei einer Herzschwäche hingegen schaltet der Lebensmotor genau dann einen oder mehrere Gänge zurück, wenn er eigentlich auf Hochtouren laufen sollte. Diese Insuffizienz zeigt sich anfangs durch Kreislaufprobleme, Brustenge sowie leichte Ermüdbarkeit und Kurzatmigkeit bei körperlicher oder emotionaler Belastung. Unspektakuläre Anzeichen, möchte man meinen. Doch diese Verdachtsmomente dürfen keinesfalls bagatellisiert und auf eine momentan nicht optimale Tagesform zurückgeführt werden. Vielmehr sollten sie Anlass sein, sich vom Arzt gründlich durchchecken zu lassen. Denn treten diese Symptome regelmäßig unter Belastung oder sogar bereits in Ruhe oder nachts auf, ist es höchste Zeit zum Handeln. Die genannten Beschwerden können bereits erste Indizien für eine beginnende Herzschwäche sein. In späteren Stadien greifen die Beschwerden bedingt durch die nicht ausreichende Versorgung des Herzmuskels mit Blut und Sauerstoff im gesamten Körper um sich: Die Unterversorgung des Gehirns führt zu Schwindel, Müdigkeit und Konzentrationsstörungen, in den Lungen können sich Ödeme bilden.

Gerade bei Herzinsuffizienz ist ein rasches und konsequentes Eingreifen in den Krankheitsprozess geboten, da dieser zügig voranschreitet: Der wachsende Blut- und Sauerstoffnotstand lässt den Herzmuskel stetig an Leistungskraft verlieren. Um diesem fatalen Prozess vorzubeugen, wie auch seinem Fortschreiten Einhalt zu gebieten, muss auf zwei Ebenen in das Krankheitsgeschehen eingegriffen werden. Zum ei-

»Der Verstand kann uns sagen, was wir unterlassen sollen. Aber das Herz kann uns sagen, was wir tun müssen.«

JOSEPH JOUBERT
(1754–1824)

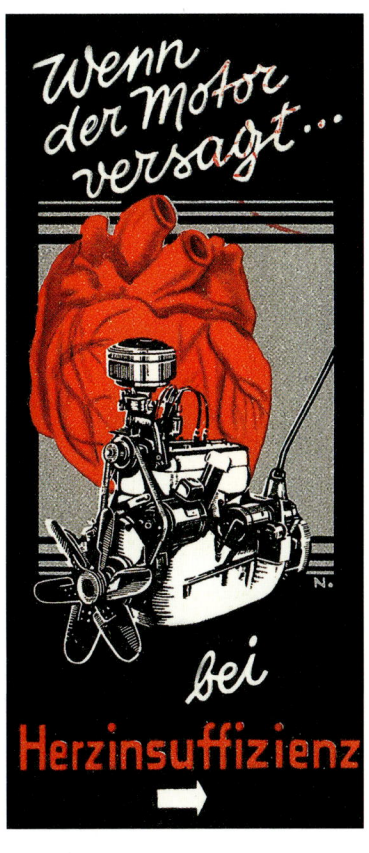

nen gilt es, die Gefäßveränderungen, die zur Minderversorgung des Herzmuskels führen, derart zu beeinflussen, dass sie nicht weiter voranschreiten. Zum anderen muss der Herzmuskel durch eine Verringerung seines Sauerstoffbedarfs sowie durch das bessere Zusammenspiel des gesamten Körperkreislaufs entlastet werden. Dies kann vorbeugend durch körperliches Training geschehen, später sind dazu Medikamente, wie unter anderem Weißdorn-Extrakt, angezeigt. In fortgeschrittenen Krankheitsstadien können auch operative Maßnahmen wie beispielsweise eine Ballondilatation erforderlich werden.

Konflikt zwischen Angebot und Nachfrage

Bei koronaren Herzerkrankungen besteht ein wachsendes Missverhältnis zwischen Angebot und Nachfrage von Blut und Sauerstoff: Der Bedarf des Herzmuskels steigt und das Angebot durch die Herzkranzgefäße sinkt. Durchblutungsmangel im Herzmuskel und damit auch die Herzinsuffizienz haben also zwei Gründe: Zum einen liefern die Herzkranzgefäße zu wenig Blut, zum anderen benötigt der Herzmuskel mehr Sauerstoff. Dieser Mehrbedarf an Sauerstoff tritt bei körperlicher und psychischer Belastung auf. In solchen Situationen schüttet die Nebennierenrinde vermehrt Stresshormone aus. Diese gelangen auf dem Blutweg zum Herzmuskel und bewirken dort einen erhöhten Sauerstoffverbrauch (siehe Seite 45 f.). Schließlich muss eine Reaktion auf die Stresssituation erfolgen, damit sind mehr Energie und letztendlich mehr Sauerstoff erforderlich.

Die NYHA-Stadien

Der Progression der Herzinsuffizienz, wie die Medizin die zunehmende Verschlimmerung einer Krankheit nennt, trägt man durch die Einteilung in vier verschiedene Stadien Rechnung: Abhängig von der verbliebenen Herzstärke werden die Noten eins bis vier verteilt. Diese Einteilung wurde bereits vor 50 Jahren von der New York Heart Association, kurz NYHA, eingeführt. Die Klassifikation orientiert sich an der Beurteilung durch den Arzt sowie an der subjektiven Einschätzung des Patienten. Nicht übersehen werden darf bei der NYHA-Klassifikation, dass die Übergänge zwischen den Stadien fließend sind und eine Zuordnung zu den einzelnen Schweregraden demnach nicht immer exakt erfolgen kann.

STADIEN DER HERZINSUFFIZIENZ NACH NYHA (REVISION VON 1994)

Stadium	Müdigkeit, Atemnot, Palpitationen	Körperliche Leistungsfähigkeit
NYHA I:	erst bei starker Belastung	keine Einschränkung
NYHA II:	bei normaler Belastung	leichte Einschränkung
NYHA III:	schon bei leichter Belastung	deutliche Einschränkung
NYHA IV:	bereits in Ruhe	keine körperliche Tätigkeit ohne erhebliche Beschwerden

Je eher die Diagnose, desto aussichtsreicher die Therapie

Um den fatalen Abbauprozess der Herzstärke aufzuhalten oder wenigstens zu verlangsamen, gilt es, wie erwähnt, keine wertvolle Zeit zu verlieren. Denn je früher die Behandlung einsetzt, desto besser stehen die Chancen, den Abbau der Herzmuskelkraft aufzuhalten und die Lebenserwartung zu erhöhen.

Bei ersten Verdachtsmomenten, die auf eine Herzschwäche hindeuten, wird der Arzt ein *Belastungs-EKG*, auch *Ergometrie* genannt, durchführen. Dies offenbart beim voll leistungsfähigen Herzen anhand etwaiger Abweichungen der aufgezeichneten Herzstromkurve von deren »Normverlauf« bereits aufschlussreiche Indizien. In Ruhe kann der Lebensmotor den Sauerstoff- und damit Blutbedarf meist noch decken. Aufschlussreicher wird es, wenn ihm unter Belastung auf die »Leistung« gefühlt wird. Denn vor allem im Anfangsstadium zeigen sich erst bei Anstrengung Durchblutungsstörungen des Herzmuskels.

Eine andere Möglichkeit, diesen auf die Schliche zu kommen, ist die *Echokardiographie*. Sie nutzt Schallwellen, um sonst unzugängliche Bereiche des Herzens und der Herzkranzgefäße zu erschließen. Kurz, die Echokardiographie ist eine Ultraschalluntersuchung, die dem Kardiologen ein recht exaktes Bild liefert.

Gleiches vermag die *Myokardszintigrafie*, ein Verfahren, bei dem eine geringe Menge radioaktiven Thalliums in die Armvene gespritzt wird. Diese Substanz reichert sich bevorzugt an gut durchbluteten Regionen des Herzmuskels an, schlecht durchblutete meidet sie. Treten unter Belastung – in der Regel strampelt der Patient hierzu ebenso wie beim EKG auf dem Fahrradergometer – Durchblutungsstörungen auf, lassen sich diese auf Grund der fehlenden Thallium-Markierung erkennen. So sieht der Kardiologe nicht nur, dass die koronare Durchblutung gestört ist, sondern auch, welche Bereiche davon betroffen sind. Die Myokardszintigraphie ist ein Verfahren der Nuklearmedizin. Wenn dabei mit radioaktiven Substanzen gearbeitet wird, ist dies dennoch ohne Risiken für den Patienten. Die auftretende Strahlungsbelastung ist sehr gering und beträgt nur einen Bruchteil jener, die bei einer Röntgenaufnahme auf den Körper einwirkt.

Problem all der genannten Diagnose-
methoden ist jedoch, dass sie auffällige Befunde erst in einem fortgeschrittenen
Krankheitsstadium zeigen. Zudem liefert
die Recherche mittels EKG, Szinti- oder
Echokardiographie nur indirekte Informationen über die Gesundheit des Herzens.

Klarheit, wie es um die Herzkranzgefäße bestellt ist, bringt erst die *Koronarangiographie*, die Untersuchung mit einem *Herzkatheter*. Sie wird unter örtlicher Betäubung durchgeführt. Um einen direkten
Einblick in den Zustand der Herzkranzgefäße zu erhalten,
wird ein hauchdünner Kunststoffschlauch, der Katheter,
von der Armarterie in der Ellenbeuge oder von der Beinarterie in der Leistenbeuge zum Herzen vorgeschoben. Liegt
der Katheter, spritzt man ein Kontrastmittel, und die Herzkranzgefäße, nun auf einem Monitor sichtbar gemacht, geben ihr Geheimnis preis: verengte Stellen, so genannte Ste-
nosen, die dem Herzmuskel seine Leistungskraft und dem
Patienten seine Gesundheit rauben.

Eine derartige invasive Untersuchung ist nicht frei von
Risiken, denn das Einführen des Katheters kann ein bereits
zuvor eingeengtes Gefäß endgültig verschließen und einen
Herzinfarkt auslösen.

Prognostisch wesentlich besser und dabei risikofrei ist
die so genannte *Ultraschnelle Computertomographie*, kurz
UCT. Als einzige Methode bisher ist sie geeignet, koronare
Herzerkrankungen bereits in einem sehr frühen Stadium zu
erkennen, was es ermöglicht, rechtzeitig in den Krankheitsprozess einzugreifen. Bei der UCT wird ein Kalkscreening
an den Herzkranzgefäßen durchgeführt, sprich, nach Kalk-
ablagerungen an den Innenwänden der Koronararterien ge-
fahndet.

> **Ziel der Therapie einer Herzschwäche ist, sie möglichst frühzeitig zu erkennen und die entsprechenden Schritte einzuleiten, die ihrem Fortschreiten entgegenwirken.**

Dazu wird das Herz mit dem Computertomographen spiralförmig in mehreren Schichten aufgenommen. Diese Röntgenuntersuchung dauert nur eine Viertelsekunde, die Auswertung erfolgt unmittelbar nach der Untersuchung. Die UCT wird von privaten Institutionen angeboten. Allerdings übernehmen die Krankenkassen die Kosten dafür nicht. Wem seine Gesundheit am Herzen liegt, muss die annähernd 1000 Mark für die Untersuchung aus eigener Tasche aufwenden.

Spurensuche im Blut

Ungeachtet der Innovationen in der medizinischen Technik wird nahezu die Hälfte aller Herzinsuffizienzen erst in einem fortgeschrittenen Stadium erkannt. Entsprechend große Hoffnung wird nun in einen Mitte des Jahres 2001 eingeführten Bluttest gesetzt, der eine Indikatorsubstanz für einen insuffizienten Herzmuskel nachweist.

Erhält der Herzmuskel nicht genügend Sauerstoff, gerät er in Stress und schüttet Stresshormone aus. Die heißen bei ihm nicht Adrenalin, sondern leider komplizierter: N-terminale pro-brain natriuretic peptid – kurz und verträglicher geläufig unter NT-proBNP. Es handelt sich um einen Eiweißstoff, der ausschließlich vom Herzmuskelgewebe abgesondert wird. Diesen Umstand macht sich der Bluttest zunutze. Denn die Konzentration der unaussprechlichen Peptide steigt in dem Maße, wie der Herzmuskel schwächer wird: Je weniger Sauerstoff dem Herzmuskel zur Verfügung steht, desto mehr Stresshormone schüttet er aus. Das heißt, je höher die im Blutplasma nachgewiesenen NT-proBNP-Spiegel, desto fortgeschrittener die Herzschwäche. Die Aussagekraft des Tests ist hoch, denn wo und wann die Blutabnahme stattfindet, hat keinen Einfluss auf die Aktivität des Markers NT-proBNP. Da die Ausschüttung der Stresshormone durch den Herzmuskel schon im Anfangsstadium der Herzinsuffizienz erfolgt, hofft man, die Erkrankung früher als bisher diagnostizieren zu können. Auch Patienten im Stadium NYHA I, die noch keine Symptome haben, könnten so erfasst werden.

Der Herzmuskel schlägt also rechtzeitig Alarm, wie sich auch an seinem Stresshormon zeigt. Einer von vielen Belegen für die Klopfzeichen, mit denen das Herz auf sein Unbehagen hinweist. Wenn sie denn Gehör finden würden ...

Finales Stadium: Herzinfarkt

Er droht, wenn die Hilferufe des Herzens über Jahre hinweg auf taube Ohren stießen: der Infarkt, der in Deutschland jährlich Zigtausende von Menschenleben fordert und auch in anderen Industrienationen zu den häufigsten Todesursachen zählt.

Dem Schreckgespenst der Wohlstandsgesellschaft liegt in 95 Prozent der Fälle der akute Verschluss eines oder mehrerer Herzkranzgefäße zugrunde. Das ist die lokale Ursache. Die eigentlichen Ursachen jedoch, nämlich jene Prozesse, die dem Gefäßverschluss vorangehen, sind vielschichtiger. Viele Wege führen nach Rom und mehrere verschiedene Faktoren zur Verengung der Herzkranzgefäße.

Die lange gültige These, cholesterinhaltige Ablagerungen in den Wänden der Herzkranzgefäße würden diese immer weiter einengen, bis sie schließlich für den Blutfluss versperrt sind, ist überholt. Bei vier von fünf Infarktpatienten, so der Befund neuester Untersuchungen, liegt der auslösende Gefäßverschluss nicht, wie man meinen möchte, an den hochgradig verengten Stellen, sondern in einem Bereich, der nicht oder nur wenig verengt ist.

Das Bild vom Herzinfarkt hat sich in den letzten Jahren entsprechend gewandelt. Als ursächlich werden heute mehrere Faktoren gesehen, die eine schrittweise Verengung der Herzkranzgefäße bewirken. Man geht davon aus, dass entzündliche Vorgänge und eine gesteigerte Blutgerinnung zum akuten Infarkt führen.

Eine zentrale Rolle spielt dabei das Blutfett Cholesterin, allerdings nur dessen LDL-Fraktion (low density lipid). Es lagert sich an der Arterienwand an, Plaques genannt, und durchläuft eine fatale Metamorphose: Es oxidiert, wird mit anderen Worten »ranzig«. Dies feuert den Startschuss zur Infarktentwicklung ab. Denn die Oxidation der LDL-Moleküle ruft die Abwehrzellen des Immunsystems auf den Plan, allen voran weiße Blutkörperchen. Das jedoch schädigt die feine Haut, die der Körper als Schutzhülle über den Plaques gebildet hat. Sie verliert ihre Elastitizität, wird spröde und reißt entsprechend leicht ein. Dies kann beispielsweise bei erhöhter körperlicher Belastung geschehen, wenn mehr Blut durch die Koronarien strömt. Sobald das Blut in direkten Kontakt mit den Plaques kommt, wird sofort die Blutgerinnung aktiviert. In kürzester Zeit bildet sich ein Gerinnsel aus Fibrinfäden und Blutzellen: ein Propf, der das Herzkranzgefäß verschließt. Und dann wird es ernst, mitunter todernst. Denn das dahinter liegende Gewebe wird nicht mehr durchblutet und stirbt ab. Es kommt zum Infarkt. Für viele wie ein Blitz aus heiterem Himmel.

KALKULATION DER RISIKEN

Um das individuelle Herzinfarktrisiko zu ermitteln, haben Wissenschaftler der Universität Münster über acht Jahre hinweg die Risikofaktoren dafür erfasst. Beobachtet wurden dazu Männer im Alter von 40 bis 65 Jahren. Ein Teil der Untersuchten erlitt in diesem Zeitraum einen

Infarkt. Aus dem statistischen Vergleich ihrer Daten mit denen der gesunden Testpersonen wurde ein bestimmtes Infarktrisiko ermittelt, abhängig von den individuellen Risikofaktoren, die bei jedem Patienten bestanden haben – die so genannte PROCAM-Formel. Allerdings ist dieser Test nur für die untersuchte Altersgruppe und nur für Männer anwendbar. Wer also männlich und zwischen 40 und 65 Jahre alt ist, seine Laborwerte kennt und Zugang zum World Wide Web hat, kann sein Risiko für einen Herzinfarkt abfragen unter der Internet-Adresse:

http://www.chd-taskforce.de/calculator/calculator.htm

Anzeichen eines Infarkts

Hinweis auf einen drohenden Infarkt und zugleich dessen Hauptsymptom ist die Angina pectoris, die sich in einem charakteristischen Gefühl von Enge und Druck in der Brust, der »Herzbeklemmung«, ausdrückt. Wenn der Patient diese Beschwerden verspürt, befindet sich die Herzkranzgefäßerkrankung in einem sehr weit fortgeschrittenen Stadium, in dem bereits ausgeprägte Verengungen vorliegen. Zu den Infarktvorboten gehören auch Atemnot und Herzrhythmusstörungen.

Zu unterscheiden sind diese Beschwerden jedoch von: Herzschmerzen, die keine echte Angina pectoris sind; von Atemnot, die nicht vom Herzen, sondern von den Lungen, durch mangelnde Kondition oder Übergewicht verursacht ist; oder von zwar unangenehmen, jedoch harmlosen Herzrhythmusstörungen.

Da die Abgrenzung dieser Symptome für den medizinischen Laien problematisch ist, sind die genannten Beschwerden in jedem Fall Anlass für eine ärztliche Untersuchung. Nur der Mediziner kann abklären, ob ein Risiko für einen Infarkt besteht, und wenn ja, entsprechende therapeutische Schritte vorschlagen.

Das akute Infarktgeschehen macht sich wie erwähnt durch eine schwere und anhaltende Angina pectoris bemerkbar: ein starkes Enge- und Druckgefühl im Brustkorb, das in beide Arme, den Bauch und zwischen die Schulterblätter ausstrahlen kann. Auch starke und anhaltende Schmerzen im Brustkorb und hinter dem Brustbein sind häufig. Sie werden typischerweise als »brennend wie Feuer« empfunden und strahlen in den linken Arm, vielfach bis zum Hals und Nacken hin aus. Oft erreichen sie auch den Bauch und den Unterkiefer.

Weitere Anzeichen eines Infarkts, die unterschiedlich stark und keineswegs immer im Verbund auftreten, sind eine fahle Gesichtsfarbe, kalter Schweiß auf Stirn und Oberlippe sowie Luftnot mit oberflächlicher Atmung. Plötzlich auftretende Übelkeit mit Erbrechen und Stuhldrang weisen ebenfalls auf einen akuten Infarkt hin. Darüber hinaus berichten Patienten nach einem überstandenen Herzinfarkt häufig von einem ausgeprägten Vernichtungsgefühl. Ein Empfinden, das weniger einer diffusen Todesangst gleichkam, sondern das viel konkreter und körperlicher war: Das Herz schien in »viele Stücke zu zerfallen« oder zu »platzen«.

Für den Fall eines Notfalles

Was es bedeutet, zu erleben, wie der Partner, ein naher Angehöriger oder auch ein Kollege einen Infarkt erleidet, darüber müssen hier keine Worte verloren werden. Ungeachtet dieser schrecklichen Momente gilt es, einen kühlen Kopf zu bewahren. Das besonnene Verhalten in einem solchen Notfall hat so manchem das Leben gerettet. Denn bei einem Infarkt bestimmt jede Minute bis zum Eintritt der medizinischen Versorgung über Leben und Tod. Die Behandlung in der frühen Phase des Infarktes, bis spätestens vier Stunden nach Auftreten der typischen Symptome, ist entscheidend.

Stellen sich die oben beschriebenen Symptome ein, lautet das oberste Gebot, umgehend den Notarzt zu alarmieren. Auch wenn Zweifel bestehen, gilt immer die Prämisse: sofort in die Klinik. Lieber einmal zu früh als einmal zu spät. Bis die ärztliche Hilfe eintrifft, gilt es, Atmung und Kreislauf so weit zu stabilisieren, dass Herz und Gehirn bis zur Ankunft auf der Intensivstation gerade noch ausreichend versorgt werden. Hierzu angezeigt sind die Mund-zu-Nase-Beatmung und die Herzmassage:

Mund-zu-Nase-Beatmung

- Patienten in Rückenlage auf eine harte Unterlage legen; am besten auf den Fußboden.
- Dann eine Hand auf die Stirn, die andere Hand unter das Kinn legen. Den Unterkiefer nach vorne und gegen den Oberkiefer pressen, mit dem Daumen den Mund abdichten.
- Mit beiden Händen in dieser Stellung den Kopf nach hinten überstrecken und so halten.
- Tief Luft holen, den Mund auf die Nase des Patienten aufsetzen und den eigenen Atem kräftig für drei Sekunden einblasen, danach zwei Sekunden ausatmen lassen. Brustkorb und Oberbauch des Patienten müssen sich beim Einblasen heben.
- Zu Beginn der Wiederbelebung mehrmals wiederholen. Nach drei bis vier kräftigen Atemstößen die Herzreaktion mit den Fingern an der Halsschlagader überprüfen.
- Ist keine Herzreaktion vorhanden, muss eine Herzmassage versucht werden.

- Dazu den Handballen einer Hand auf das untere Drittel des Brustbeines legen und den der anderen Hand darüber. Die richtige Stelle befindet sich oberhalb des Magens; auf diesen selbst dürfen die Handballen keinesfalls gelegt werden.
- Dann das Brustbein unter Einsatz des eigenen Körpergewichts senkrecht in Richtung Wirbelsäule drücken – mehrmals und im schnellen Rhythmus hintereinander.
- Nach 15 Druckbewegungen den Patienten wieder wie beschrieben zweimal durch die Nase beatmen. Denn eine Herzmassage ohne Atemspende ist sinnlos. Danach wieder das Herz mit 15 aufeinander folgenden Druckbewegungen massieren. Die Abfolge ist: 15-mal Herzmassage, 2-mal Beatmung.
- Den Wechsel aus Herzmassage und Mund-zu-Nase-Beatmung so lange beibehalten, bis ärztliche Hilfe eintrifft.

»Wie trügerisch sind doch die Frauenherzen ...«

Verdi hatte Recht, »la donne e mobile«: Frauen, vor allem ihre Herzen und deren Beschwerden, erweisen sich nicht selten als schwer einschätzbar. Nun wird Guiseppe Verdi (1813–1901), als er 1851 dieses berühmte Stück für seine Oper *Rigoletto* komponierte, mehr den amourösen Wankelmut der Frauen im Sinn gehabt haben. Mit seiner Arie trifft er jedoch, was Generationen von Männern erfahren haben und was nun auch ins Problembewusstsein der Kardiologen gerückt ist: Frauenherzen können trügerisch sein.

Tatsächlich sind Herzerkrankungen bei Frauen oftmals so schwer zu beurteilen, dass weibliche Patienten kurzerhand aus Studien herausgenommen werden mussten, um zu aussagekräftigen Ergebnissen zu kommen. Die Gründe für das Verwirrspiel sind ebenso vielschichtig wie dieses

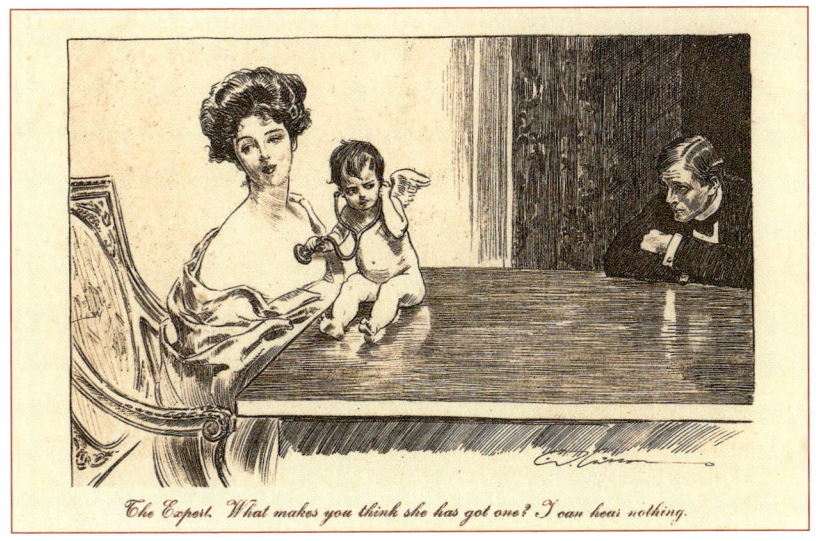

The Expert. What makes you think she has got one? I can hear nothing.

selbst: Frauen im fortgeschrittenen Alter leiden beispielsweise häufig unter Osteoporose. Die dabei auftretenden Beschwerden im Brustkorb können jedoch nicht eindeutig dem Herzen oder dem Skelettsystem zugeordnet werden.

Fatal wird es bei den Boten, die von einem drohenden Infarkt künden. Sie sind vielfach anders als bei Männern und bisweilen so untypisch, dass sie zu gefährlichen Fehleinschätzungen führen können. So haben Frauen nicht selten bei Anstrengung Atemnot statt Brustenge. Auch während des akuten Infarkts sind Druck und Engegefühl in der Brust ebenso wie die geschilderten Schmerzen seltener als bei Männern. Bei Frauen treten häufiger Schmerzen im Oberbauch auf, Atemnot und Übelkeit mit Erbrechen.

Nun haben Frauen, bis sie in die Wechseljahre kommen, unbestritten einen hormonellen Heimvorteil. Bei ihnen kommt es dank ihres östrogenen Schutzschildes seltener zu koronaren Herzerkrankungen als bei Männern. Die Hormone der Weiblichkeit schützen die Herzkranzgefäße, indem sie das schädliche LDL-Cholesterin senken und im Gegen-

Nach den Wechsel-
jahren steigt das
Risiko für das Herz.

zug das gefäßschützende HDL-Cholesterin erhöhen. Sobald jedoch im Zuge der Wechseljahre die Östrogenproduktion absinkt, wendet sich das Blatt. Dann verdreifacht sich das feminine Erkrankungsrisiko. Wie der Blick auf die Statistiken zeigt, liegt die Häufigkeit koronarer Herzkrankheiten höher als bei Männern gleichen Alters.

Dass Frauenherzen anders schlagen, bestätigt sich auch bei den körperlichen Risikofaktoren. Zwar sind die Gefahren, die den Herzkranzgefäßen auflauern, die gleichen wie bei Männern. Doch bei Frauen wirken sie sich in ihrem Gefahrenpotenzial anders aus: Der viel besungene »kleine Unterschied« erweist sich hier als sehr bedeutsam. So zutreffend wie selten lässt sich in diesem Zusammenhang tatsächlich vom »schwachen Geschlecht« sprechen. Frauen sind eindeutig anfälliger für die schädlichen Effekte von Risikofaktoren.

Unter den klassischen Risikofaktoren wirkt sich allen voran Rauchen bei Frauen um einiges negativer aus als bei Männern. Wie sich beim Abgleich zahlreicher Studien zeigt, steigert Nikotin insbesondere bei jüngeren Frauen das Risiko für das Herz. Vor allem dann, wenn sie mit der Antibabypille verhüten: Diese beiden Risikofaktoren finden sich besonders häufig bei Frauen unter 40 Jahren.

Mit zunehmendem Alter treten dann Risikofaktoren wie Diabetes mellitus, erhöhte LDL-Werte oder Übergewicht mehr in den Vordergrund. Bemerkenswert ist, dass die Rate der stark rauchenden Frauen jene der nicht rauchenden Männer durchschnittlich in allen Altersgruppen übersteigt. Dies erklärt die pessimistische Prognose von Experten, dass unter der Prämisse eines unveränderten Rauchverhaltens bei Frauen mit einer deutlichen Zunahme koronarer Herzerkrankungen gerechnet werden muss. Neben dem Rau-

KEINE GLEICHBERECHTIGUNG
IN DER KARDIOLOGISCHEN FORSCHUNG

In der Erforschung der koronaren Herzerkrankung lässt die Quotenregelung noch auf sich warten. Die wissenschaftliche Datenlage für Frauen ist wesentlich lückenhafter als die für männliche KHK-Patienten. Erst in den letzten Jahren gilt das Interesse der Forschung mehr und mehr weiblichen Patienten und deren Belangen, nicht zuletzt bedingt durch den Anstieg der Krankheitsfälle bei jüngeren Frauen vor der Menopause. Bereits anhand der ersten wissenschaftlichen Daten zeigt sich, dass auch im Einfluss psychosozialer Konstellationen auf Entstehung und Verlauf koronarer Herzkrankheiten geschlechtsspezifische Unterschiede bestehen.

chen wirken sich auch Bluthochdruck und Diabetes mellitus bei Frauen schädlicher aus als bei Männern. Übergewicht, Bewegungsmangel und genetische Prädisposition haben dagegen bei beiden Geschlechtern den gleichen Stellenwert.

Risikofaktor psychischer Stress

Eins:	*Darf ich Ihnen mein Herz zu Füßen legen?*
Zwei:	*Wenn Sie mir meinen Fußboden nicht schmutzig machen.*
Eins:	*Mein Herz ist rein.*
Zwei:	*Das werden wir ja sehen.*
Eins:	*Ich kriege es nicht heraus.*
Zwei:	*Ich werde es Ihnen herausoperieren, das werden wir gleich haben. Aber das ist ja ein Ziegelstein. Ihr Herz ist ein Ziegelstein.*
Eins:	*Aber es schlägt nur für Sie.*

HEINER MÜLLER, »HERZSTÜCK«, BERLIN 1983

Er ist der »missing link« im bislang unvollständigen Erklärungsmodell von der Entstehung koronarer Herzerkrankungen. Was auf den ersten Blick so perfekt erscheint, hinkt bei genauerem Hinsehen: Das überwiegend auf körperliche Ursachen orientierte Bemühen, die stete Zunahme von Erkrankungen der Herzkranzgefäße aufzudecken, hat sich als ungenügend erwiesen. Die Herzen werden ganz offensichtlich noch durch andere Faktoren geschwächt und letztlich ihrer Gesundheit beraubt.

Die Puzzlestücke aus den seit drei Jahrzehnten währenden Forschungen zur Enträtselung der »Epidemie« der Herzkrankheiten haben sich zu einem kompletten Bild zusammengefügt: Emotionaler und sozialer Stress ist der zweite Schauplatz, auf dem sich diese Erkrankungen ereignen. Bei deren Entstehung wie in deren Verlauf besitzen sie den gleichen Stellenwert wie die klassischen Risikofaktoren – damit schließt sich der Kreis.

Diese andere Seite der Medaille besitzt eine enorme gesundheitliche Brisanz. Von dieser zeugen nicht nur die zahllosen Herzkranken mit vorbildlicher Lebensweise, sondern auch die Ergebnisse internationaler Studien. Diese lassen aufhorchen. Unter anderem deshalb, weil sich darin Zusammenhänge zu erkennen geben, die man bislang für wenig plausibel hielt. Dazu gehört auch die Erkenntnis, dass unterdrückte Emotionen ebenso ausgeprägt am Krankheitsgeschehen beteiligt sein können wie beispielsweise Rauchen und Übergewicht. Ebenso stellte sich heraus, dass die Ursachen körperlichen Herzleidens vielfach der »Linderung« emotionalen Leidens dienen sollen. Hinter einem gesundheitsschädlichen Lebensstil verbirgt sich oftmals eine vielschichtige seelische Problematik.

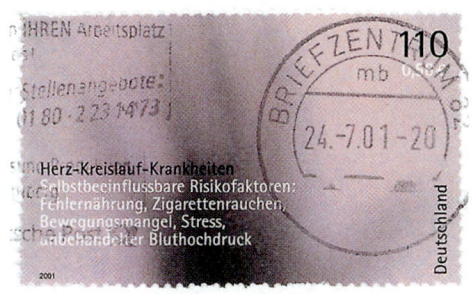

In welcher Dimension psychischer Stress die Herzen schädigen kann, zeigen die folgenden Seiten.

Das Risikofaktoren–Konzept kränkelt

Neuerdings kommen sie auf Briefmarken per Post ins Haus: die »selbstbeeinflussbaren Risikofaktoren für Herz-Kreislauf-Krankheiten«, als da wären Fehlernährung, Rauchen, Bewegungsmangel, Stress, unbehandelter Bluthochdruck – der Mehrheit der Bevölkerung unterdessen bestens vertraut.

Hier hat Aufklärung durch das Gesundheitswesen über Medien, nicht zu vergessen die Deutsche Post, gute Wirkung gezeigt. Heute findet sich nahezu keine Arztpraxis ohne Poster, Aufkleber und Broschüren entsprechenden Inhalts. Das Streben nach Gesundheit und Vitalität eint die Nation. An den Stammtischen wird, bei Gemüseplatte statt Schweinebraten und einem alkoholfreien Bier versteht sich, rege über dieses Thema diskutiert. Im Übrigen: Gourmetrestaurants oder Kantinen, ob zu Lande oder über den Wolken, alle haben vegetarische Gerichte im Angebot. Ebenso hat sich in den Küchen herumgesprochen, dass der Esser aufgeklärt ist und lieber Olivenöl statt Crème double auf seinem Salat haben möchte.

Kurzum, wie sich gesunde Lebensführung gestaltet, weiß inzwischen nahezu jeder. Einige versprengte Verfechter barocken Genießens und hartgesottene Unbeirrbare ausgenommen. Doch dies bestätigt ja bekanntermaßen die Regel.

Auch der Begriff des Risikofaktors ist inzwischen so fest in den Köpfen der Allgemeinheit verankert, dass er vielen schon fälschlicherweise als Ursache einer Krankheit gilt – was natürlich nicht zutrifft. Risikofaktoren heißen deshalb so, weil sie das Risiko zu erkranken erhöhen. Hier sprechen die Studien auch hinsichtlich dessen, was auf dem Herzen lastet, eine klare Sprache: Die klassischen Risikofaktoren haben im Krankheitsgeschehen eine große Bedeutung. Ebenso hat sich bei der Recherche gezeigt, dass sich die Risiken für die Herzgesundheit gegenseitig potenzieren: Liegen mehrere zugleich vor, addiert sich deren Gefahrenpotenzial nicht einfach, sondern schießt überproportional in die Höhe.

Die allseits zu hörende Predigt zur Abkehr vom unmäßigen Schlemmen, vom Rauchen und Winston Churchills Maxime »no sports« ist also vollauf berechtigt. Doch in seiner Wirksamkeit wird das Konzept von der Minimierung der Risikofaktoren überbewertet. Die Botschaft, die es überbringt, ist geradezu messianisch: »Bewege dich ausreichend, iss gesund, reduziere dein Gewicht, gib das Rauchen auf« – und alles wird gut.

Die Gefahr jenseits der klassischen Risiken ...

Eben nicht, wie die vielen Fälle eines plötzlichen Herztodes oder eines wiederholten Infarktes zeigen, obwohl der Betreffende »doch so gesund gelebt hat«. Hat er, doch gehörte er zu jener anderen Hälfte der Herzpatienten, deren Erkrankung nicht mit den klassischen Risikofaktoren zu begründen ist. Um an dieser Stelle einem grundlegenden Missverständnis vorzubeugen: Die hier dargelegten Erkenntnisse sollen den Nutzen einer gesunden Lebensführung keinesfalls in Frage stellen.

Es geht vielmehr, im eigentlichen Sinn dieses Begriffs, um viel mehr: nämlich darum, das Augenmerk nicht wie bislang einseitig auf die körperlichen Gefahren zu richten, sondern den Blickwinkel zu erweitern. Mit anderen Worten, das zweifelsohne bewährte Konzept der Risikofaktoren durch eine weitere wichtige Komponente zu ergänzen: die psychischen und sozialen Faktoren. Erst durch sie ist es vollständig.

Die Koordinaten im Netz zwischen Psyche und Herz

Wie kann es dazu kommen, dass Leistungsstreben und Depressionen den Herzmuskel nach und nach erlahmen lassen? Dass eine durch unterdrückte Gefühle und mangelnde emotionale Nähe verhärtete Seele zur krankhaften »Verhärtung des Herzens« führt? Dass psychischer Stress das Risiko für einen Infarkt in die Höhe treibt?

Die Erforschung der Zusammenhänge, die Antworten auf diese Fragen geben können, läuft gegenwärtig auf Hochtouren. Die Psychologie des Herzens erweist sich dabei als sehr komplex. Die Wechselwirkungen zwischen Herz und Psyche lassen sich einfacher nachvollziehen, indem man sich den Organismus als Informationsnetzwerk vorstellt – eines, das den gesamten Körper umfasst, und dessen einzelne Knotenpunkte über die Sprache der Biochemie miteinander kommunizieren. Die Gesandten, welche die Botschaften übermitteln und empfangen, sind die Neurotransmitter und Hormone. Dank ihnen sind auch Herz und Gehirn untereinander sowie mit anderen Informationszentren des Körpers eng vernetzt. So beispielsweise mit der Nebenniere, die Stoffe mit weitreichenden Konsequenzen für die Gesundheit ausschüttet (siehe Seite 46), sobald wir unter Stress stehen.

Doch was ist das eigentlich für ein Zustand, der bei so vielen Menschen nach ihrem eigenen Bekunden über ihr tägliches Befinden bestimmt? Jener Zustand, den über achtzig Prozent der Herzpatienten als Ursache ihrer Krankheit betrachten? Es handelt sich um ein Massenphänomen, das in seinen Auswirkungen jedem, in seinem Zustandekommen allerdings den wenigsten vertraut ist.

Alles eine Frage der Wahrnehmung

Auf die Frage nach dem Begriff »Stress« hat nahezu jeder sofort eine Antwort parat. Schließlich steht er für eine Befindlichkeit, die uns bestens vertraut ist und die in unserer Gesellschaft beinahe ebenso zum täglichen Leben gehört wie Essen und Trinken. In manchen Kreisen scheint es heute bereits geradezu zum guten Ton zu gehören, »gestresst« zu sein. Wer vorgibt, es nicht zu sein, der hat es offenbar zu nicht viel gebracht im Leben, denn Erfolg und gesellschaftliche Anerkennung stehen vielfach synonym für das Zeitzeichen Stress. Geht man diesem weiter auf den Grund und erkundigt sich nach dessen Ursache, gehen die Kommentare meist nicht über reine Zustandsbeschreibungen hinaus. Was genau jedoch sie in diesen Zustand versetzt, können die wenigsten näher benennen. Über den eigentlichen Kern jenes Phänomens, das uns alle so sehr in Atem hält, herrscht Unklarheit.

Das hat seinen Grund und der liegt darin, dass Stress bei jedem Menschen durch etwas anderes ausgelöst wird: Nicht das, was auf uns einwirkt, sondern wie wir damit umgehen, macht Stress. Mit anderen Worten ist Stress das Ergebnis dessen, wie wir die an uns gestellten Anforderungen gedanklich verarbeiten. Und das macht jeder anders. Ein und dieselbe Situation wird von zwei Menschen unterschiedlich wahrgenommen und entsprechend erfolgt auch die Reaktion darauf individuell verschieden. Ergeben sich beim Abgleich zwischen den gestellten Anforderungen und den persönlichen Möglichkeiten zu deren Bewältigung Lücken, entsteht Stress. Je größer die Kluft, desto stärker der Stress.

Stress entsteht überwiegend im Kopf.

Damit wären wir bei einer wesentlichen Erkenntnis der Neurophysiologie, jenes Forschungszweiges, der ergründet, wie unser Gehirn arbeitet. Sich über das Denken Gedanken zu machen erfordert zuallererst die Revision einer lange gültigen These – jener, dass subjektive Erfahrungen durch die Informationen, die wir über unsere Sinnesorgane aufnehmen, eindeutig festgelegt werden. Diese Auffassung muss als veraltet zu den wissenschaftlichen Akten gelegt werden. Denn unser Gehirn nimmt eintreffende Reize und deren Botschaften nicht passiv entgegen, sondern mischt bei deren Verarbeitung rege mit. Jeder geistige Vorgang – jede Denkleistung und jede Wahrnehmung – wird durch die Eigenaktivität des Gehirns mitbestimmt.

Das Gehirn hat laut einem der führenden Köpfe jener Gilde, die sich seiner Erforschung widmet, »gestaltende

Kraft, indem es Hypothesen bestätigt oder aber zurückweist«. Demnach ist Wahrnehmung, folgt man der Argumentation von Prof. Dr. Ernst Pöppel vom Humanwissenschaftlichen Zentrum der Ludwig-Maximilians-Universität München weiter, ein aktiver Prozess, in den viele verschiedene Faktoren hineinspielen. Das gilt auch für die Wahrnehmung all dessen, was uns zum »HB-Männchen« werden lässt.

Indem jeder Einzelne an seinem Stresserleben aktiv beteiligt ist, wird das Problem zwar nicht kleiner, aber lösbarer. Denn damit verfügt jeder auch über eigene Möglichkeiten, mit »seinem« Stress besser umzugehen: Den Schlüssel zur Stressbewältigung tragen wir in uns selbst. Daraus ergeben sich zwei Lösungsansätze. Hat sich gefunden, was Stress macht, kann die Umwelt dahin gehend verändert werden, dies, soweit möglich, auszuschalten. Daneben können persönliche Strategien aufgebaut werden, die einen effektiveren Umgang mit all jenem ermöglichen, was stresst, jedoch unabänderlich ist.

Die vielen Gesichter von Stress

Ebenso wie jeder Mensch eine unterschiedlich hohe Toleranz gegenüber Stress besitzt und jeder ihn anders empfindet, tritt das Symptom unserer Zeit in unterschiedlicher Ausprägung auf: Stress ist nicht schlecht per se. Ist er durch Erfolgserlebnisse und Anerkennung gekrönt, hat Stress durchaus sein Gutes und heißt demnach – von griechisch *eu*, zu Deutsch *gut* – Eustress. Wem es jedoch so geht wie dem Hauptdarsteller der griechischen Sisyphos-Sage und wessen Anstrengungen wiederholt frustriert werden, der befindet sich im Distress. Denn können die stressbedingten Erregungen nicht durch ein positives Ergebnis angemessen gegenreguliert, »belohnt« werden, zeitigen sie negative Auswirkungen. Wem der Stein immer wieder entgegenrollt, erlebt die schädliche Ausprägung von Stress – und das ist leider die am meisten verbreitete Form.

Ob sinnvoll oder schädlich, darüber bestimmt jedoch auch und vor allem die Dauer dessen, was den Stress auslöst. Werden die Schaltzentralen im Gehirn durch einen Sprung ins kalte Wasser, ein überraschendes oder erschreckendes Ereignis in Alarmbereitschaft versetzt, ist das unserem Organismus nur von Nutzen. Denn die binnen Sekunden freigesetzten Stresshormone sorgen dafür, dass der Körper der jeweiligen Situation gewachsen sein kann. Sie erhöhen unter anderem die Bereitstellung von Sauerstoff und kurbeln die Durchblutung des Gehirns sowie des Herzmuskels an und setzen im Gegenzug augenblicklich weniger relevante Abläufe wie die Verdauungstätigkeit auf Sparflamme. Diese Stressreaktionen sind für den Körper gut zu bewältigen, da sie nur kurze Zeit anhalten. Sobald die sie auslösende Situation vorüber ist, kehren die Systeme wieder zur Normalität zurück: Adrenalin, Noradrenalin und Kortisol werden flugs abgebaut, Herz- und Atemfrequenz wieder langsamer und der Blutdruck wieder gesenkt.

Bei temporärem Stress, der für adäquates Reagieren auf akute Anforderungen sorgt, kommt es auch nicht so sehr darauf an, was Nerven- und Hormonsystem unter Hochspannung setzt. Einerlei, ob ein körperlicher Reiz wie ein rascher Temperaturwechsel oder ein emotionaler Reiz wie ein unerwarteter Telefonanruf für den Stress gesorgt hat – entscheidend ist, dass er vorübergehender Natur ist. Ist dies nicht der Fall, kann, was die Evolution über Jahrtausende zum Schutz in akuten Gefahrensituationen entwickelt hat, selbst zur Gefahr werden.

Werden die Mechanismen zur Stressbewältigung beständig aktiviert, bewirken sie genau das Gegenteil: gesundheitlichen Schaden und Destruktion. Denn dauerhafter Stress ist für den Organismus ausgesprochen schlecht zu verkraften.

Warum dies dem Körper so zu schaffen macht, damit haben sich bereits die Hippokratiker weit vor der Zeitenwende beschäftigt. Sie befanden damals, dass es sich hier um eine Gleichgewichtsstörung handelt: ein Eingriff in das ausgewogene Verhältnis der Kräfte, die auf zellulärer, organischer und emotionaler Ebene wirken. Werden die körpereigenen Rhythmen in dieser Weise zu sehr beeinträchtigt, kann dies auf Kosten der Gesundheit gehen. An dieser Sichtweise hat sich bis heute nichts geändert: »Zivilisations-Krankheiten« wie Herzerkrankungen lassen sich ihrzufolge als ausgeprägte »Rhythmus-Störungen« argumentieren. Dauerhafter Stress kann das Herz tatsächlich aus dem Rhythmus und letztlich um seine Leistungsfähigkeit bringen.

Das Problem unserer Zeit ist, dass chronischer Stress häufiger auftritt als akute Stresssituationen. Ebenso setzt die moderne Welt den Menschen wesentlich öfter psychisch als körperlich unter Stress.

»Hypothalamus an alle ...«

Stress versetzt den Körper in erhöhte Alarmbereitschaft, indem er so genannte »Stress-Achsen« mobilisiert. Dies setzt eine Kettenreaktion in Gang, bei der Kaskaden von Botenstoffen ausgeschüttet werden. Am Beginn dieser Achse steht der Hypothalamus, oberste Schaltzentrale im Zusammenspiel von Nerven und Hormonsystem. Er bringt den Stein ins Rollen, indem er den Corticotropin Releasing Factor (CRF) auf die Reise ins Blut schickt. Dieser bewirkt an der Hirnanhangsdrüse, der Hypophyse, die vermehrte Freisetzung von ACTH – der Stoff, aus dem der Stress gemacht ist. Denn das Adreno-

> Stress versetzt den gesamten Organismus in Alarm.

kortikotrope Hormon gibt der Nebenniere das Signal, die Bildung von Adrenalin, Noradrenalin und Kortisol anzukurbeln. Letzteres produziert das Nebennierenmark, während die Hormone Adrenalin und Noradrenalin von der Nebennierenrinde in das Blut ausgeschüttet werden. Diese drei Botenstoffe befähigen uns, schnell und angemessen auf die Situation zu reagieren, die den Stress auslöst. Was dabei allerdings im Körper abläuft, kommt gewaltigen Eruptionen gleich.

Eine Vorstellung der Größenordnungen, in denen sich diese Abläufe bewegen, vermitteln beispielsweise die Reaktionen bei einem Fallschirmabsprung. Der emotionale Stress, den dieser bewirkt, führt im Augenblick des Absprungs zu einer sofortigen Verdoppelung der Herzfrequenz. Die Konzentration von Adrenalin im Blutplasma erhöht sich ebenfalls umgehend, und zwar beachtlich: um ganze 800 Prozent. Wenige Minuten später schießt der Noradrenalinspiegel um rund 80 Prozent in die Höhe. Kortisol als Nachzügler lässt sich etwa 15 Minuten Zeit, bevor es um 70 Prozent ansteigt.

Die vermehrte Bereitstellung der Stresshormone ist aus bereits genannten Gründen eine überaus sinnvolle Einrichtung – solange sie nur kurz anhält. Wird die Psyche jedoch immer wieder in Stress versetzt, hält dies den Hypothalamus in Daueralarm und damit das Herz in Atem. Dies geht nur über eine begrenzte Zeit gut, dann wendet sich das Blatt: Was zuvor lebenserhaltend war, kann jetzt das Wohlergehen gefährden. Damit wären wir beim wichtigsten Glied der kausalen Kette zwischen Psyche und Herz: den Reaktionen auf chronischen psychischen Stress, die das fein abgestimmte Gleichgewicht des Herz-Kreislauf-Systems empfindlich stören können.

Kortisol

Bei akutem Stress in moderaten Mengen produziert, schießt dieses Hormon bei anhaltender Aktivierung des Hypothalamus geradezu kaskadenartig ins Blut. Das hat weitreichende Konsequenzen:

- Ein überhöhter Kortisolblutspiegel (ver)führt den Stoffwechsel dazu, mehr freie Fettsäuren zu bilden, als der Organismus tatsächlich benötigt. Diesen Überschuss verwandelt die Leber in Lipoproteine, die sie in den Blutkreislauf abgibt. Die Konzentration von Cholesterin und Triglyzeriden im Blut erhöht sich und damit das Risiko für die Entstehung einer Arteriosklerose.

- Der Salz- und Wasserhaushalt wird durch die hohen Kortisolspiegel aus dem Gleichgewicht gebracht, was zur Erhöhung des Blutdrucks führt.

- Schäden an den Gefäßwänden heilen schlechter, was der Anlagerung von Plaques (siehe Seite 52) und somit der Gefäßverkalkung Vorschub leistet.

- In derartig hohen Dosen schwächt Kortisol auf Dauer auch das Immunsystem und drosselt die Produktion von Östrogen. Das ist der Grund, warum Frauen, die unter Dauerstress stehen, eine unregelmäßige oder ausbleibende Menstruation haben und ihren hormonellen Heimvorteil – die Herzschutzwirkung des Östrogens – verlieren.

Adrenalin und Noradrenalin

Von deren erhöhten Blutspiegeln profitieren besonders die Blutplättchen, denn sie vermehren deren Gelegenheiten, sich gefährlich näher zu kommen. Diese Neigung der Thrombozyten zur Aggregation, wie sie der Fachmann nennt, ist durch die anhaltende Stimulierung des Hypothalamus erhöht. Damit steigt auch das Risiko für Blutgerinnsel und so letztlich auch das Infarktrisiko (siehe Seite 52).

Der Sympathikus rotiert ...

Außer auf der hormonellen Achse Hypothalamus, Hypophyse und Nebenniere stehen Herz und Psyche auch auf der neuronalen Ebene in Verbindung: Der zweite Weg, über den sie kommunizieren, ist das vegetative Nervensystem. Dieses ist im Körper für alle nicht willentlich steuerbaren Vorgänge zuständig, beispielsweise für die Darmtätigkeit oder den Schluckreflex. Während der Herzmuskel durch die herzeigenen Erregungszentren in seiner Kontraktion autonom ist, gibt bei der Herzfrequenz das vegetative Nervensystem den Ton an. Die Geschwindigkeit und der Rhythmus des Herzschlags unterliegen also der Steuerung des Vegetativums. Dessen beiden Gegenspieler Sympathikus und Parasympathikus haben auch auf das Herz jeweils entgegengesetzte Wirkung: Impulse der parasympathischen Nerven lassen Herzfrequenz und Blutdruck sinken, jene der sympathischen Nerven hingegen steigen.

Wo Vegetativum und Herz empfindlich aneinander geraten, ist bei den durch Stress hervorgerufenen Veränderungen. Denn Stress kurbelt über den Hypothalamus die Aktivität des Sympathikus an und hemmt den Parasympathikus. Läuft der Sympathikus dauerhaft auf hohen Touren, steigt die Herzfrequenz und in Folge der Blutdruck. Ebenso erhöht sich der Sauerstoffbedarf des Herzens. Darüber hinaus wird die Variabilität der Herzfrequenz eingeschränkt – jene so wichtige Anpassungsfähigkeit des Herzens, mit der es umgehend auf die wechselnden Erfordernisse des Körpers reagieren kann. Dies birgt große Gefahren für das Herz. Nicht umsonst gilt die Fähigkeit der Herzfrequenz zum adäquaten Reagieren als wichtiger Parameter für den Verlauf einer Herzerkrankung und, je nach Schwere der Krankheit, auch für die Lebenserwartung des Patienten.

... der Herzmuskel degeneriert

Stress lässt die Muskeln verspannen, das hat nahezu jeder an verspannten Nackenmuskeln schon selbst zu spüren bekommen. Die dauerhafte Überbeanspruchung der psychischen wie körperlichen Leistungsfähigkeit lässt allerdings auch jene Muskelfasern verspannen, die uns am Leben erhalten. Eine verspannte Nackenmuskulatur ist fürwahr unangenehm, kann uns aber nicht das Leben kosten. Anders beim Herzmuskel. Unter intensivem und anhaltendem Stress können sich die Herzmuskelfasern so heftig zusammenziehen, dass sie in ihrer Struktur zerstört werden. Bekannt als »myofibrilläre Degeneration«, führt diese Muskelzerstörung unter Umständen zu einer Kardiomyopathie und damit in Folge zu Herzversagen. Wird dem Herzmuskel keine Gelegenheit mehr zur Erholung gegeben, kann ihn das also auch auf direktem Wege, in seinem strukturellen Aufbau, zerstören.

Schädlich in zweifacher Hinsicht

Anhaltender psychischer Stress geht auf zwei Kriegspfaden ans Herz: Zum einen verstärkt er die Neigung zu gesundheitschädigendem Verhalten und erhöht so das Krankheitsrisiko, zum anderen greift er massiv in das Hormon- und Nervensystem ein.

Wer dauerhaft unter Hochstrom steht, lebt deutlich ungesünder. Das bestätigten Studien übereinstimmend und das kennen viele aus eigener leidvoller Erfahrung. Um die Leistungsfähigkeit zu steigern und das angegriffene Nervenkostüm zu beruhigen – in Wahrheit geschieht genau das Gegenteil –, trinkt man mehr Kaffee, greift häufiger zur Zigarette und nimmt mehr Alkohol zu sich. Das eine dient dem »Nachfüllen« der knapper werdenden Energieressourcen, das andere dem »Runterkommen« von dem künstlich erzielten hohen Leistungspegel. Ein ständiges Hin und Her zwischen Anregen und Dämpfen. Schließlich wird, wer sich tagsüber mit Unmengen Kaffee und anderem puscht, des nächtens oft vom erhöhten Pegel weiter wach gehalten. Um zur dringend benötigten Ruhe zu finden, bedarf es dann wiederum Substanzen, die das rotierende Vegetativum dämpfen – in unseren Breiten meist Alkohol, je nach Grad der Anspannung mehr oder weniger. Dass diese Praktiken der Gesundheit nicht eben förderlich sind, muss hier nicht weiter ausgeführt werden.

Ebenso wenig von Gesundheitsbewusstsein zeugen die Ernährungsgepflogenheiten jener, deren Alltag von Termindruck und stetiger Einsatzbereitschaft diktiert wird. Dabei noch auf eine gesunde Zusammenstellung des täglichen Speiseplans zu achten, gelingt den allerwenigsten. Ebenso treten die Bestrebungen zur körperlichen Ertüchtigung hinter dem Tagesgeschäft zurück. Wer tagsüber von Termin zu Termin rennt, kann sich oft schwer dazu aufraffen, dies in Joggingschuhen und nun zum Wohl der Gesundheit noch einmal zu wiederholen. All diese »ungünstigen Lebensstilvariablen«, wie es im medizinischen Jargon so schön heißt, fordern ihren Tribut: Sie erhöhen des Risiko zu erkranken und wenn dies bereits der Fall ist, beeinflussen sie das Krankheitsgeschehen negativ.

Der andere Weg, den sozialer und emotionaler Stress nimmt, um dem Herzen dauerhaft Schaden zuzufügen, geht über die beschriebene hormonelle und neuronale Achse. Deren über Jahre während Übererregung fördert den Krankheitsprozess ihrerseits.

Alles Vorgänge, die letztlich in eine koronare Herzerkrankung münden können – die letzte Station auf der langen gemeinsamen Reise von Herz und Psyche.

Einsame L(l)eiden

Das Herz ist ein »beziehungssensitives« Organ, seit Jahrtausenden bekannt und nun endlich auch gegenüber wissenschaftlicher Skepsis gefeit: Mangelnde emotionale Geborgenheit und menschliche Nähe können dem Herzen einigen Schaden zufügen. Wer niemanden hat, den er aus »ganzem Herzen« lieb hat, mit dem er ein »Herz und eine Seele« sein kann und dem er »herzlich« verbunden ist, dessen Herzen fehlt etwas Grundlegendes. Ein Mangel, der dieses Organ erkranken lassen kann: das Leiden der Einsamen. Was fehlende Nähe und fehlender Kontakt mit Artgenossen anrichten, wissen wir seit Kaspar Hauser und den nach ihm benannten Versuchen. Ebenso aus zahlreichen Beobachtungen bei Tieren, vor allem bei unseren nächsten Verwandten, den Affen: Kontaktarmut und Einsamkeit machen anfällig für Krankheiten. Fehlender sozialer Rückhalt – »social support« – gilt heute als einer der wichtigsten Auslöser für psychischen Stress. Liebevoller und herzlicher Umgang miteinander kann hingegen geradezu therapeutische Qualitäten haben. »Herz ist Trumpf« ...

> »Geliebt wirst du einzig, wo schwach du dich zeigen darfst, ohne Stärke zu provozieren.«
>
> THEODOR W. ADORNO (1903–1969)

Gefährlicher Liebesersatz

Vielem, was dem Herzen massiv zusetzt, wie Rauchen und extreme Leistungsbezogenheit, liegt zu Grunde, was sich als eine Art »seelischer Entzug« bezeichnen lässt: die Sehnsucht nach emotionaler Geborgenheit.

Dieses selbstverständliches Bedürfnis, das jedem innewohnt, entpuppte sich als nicht erfüllbar: In der Kindheit und Jugend und später im Erwachsenenleben wurde der Wunsch nach liebevoller Nähe immer wieder enttäuscht, endete die Suche nach Vertrautheit stets aufs Neue im Nichts. Ein Defizit, auf das als Kind mit Tränen und Trotz, später mit Vernunft und vielleicht auch Resignation reagiert wurde. Was schmerzt, wird stets gern ausgeblendet. Der bewussten Wahrnehmung entzogen, bleibt das Bedürfnis allerdings weiter bestehen und weiter unerfüllt. Doch man hat inzwischen gelernt, es anderweitig zu befriedigen: in »verzerrter und selbstschädigender Weise«, so der am Frankfurter Sigmund-Freud-Institut tätige Psychologe und Soziologe Dr. Benjamin Bardé, durch einen »risikoträchtigen Lebensstil«.

Die Palette der »Füllungen« für das emotionale Loch ist breit und reicht vom übermäßigen Nikotin- und Alkoholkonsum über unmäßiges Schlemmen hin zum übermäßigen Erfolgsstreben. Letzteres ist in unserer Gesellschaft generell, vor allem aber bei Herzpatienten besonders stark ausgeprägt. Unter Patienten mit Bluthochdruck, so eine übereinstimmende Erfahrung von Kardiologen und Psychotherapeuten, finden sich auffällig häufig Menschen, die einen hohen Anspruch an sich selbst stellen. Durch »kulturell anerkannte Erfolge« sucht man zu bekommen, was einem verwehrt wird, zu ersetzen, was einem fehlt: Anerkennung und damit eigentlich nichts anderes als Liebe. Beides, so der fatale Glaube, gibt es nur für Leistung – selbst wenn diese krank macht und bis hin zur Selbstzerstörung gehen kann.

Das gebrochene Herz

Der Verlust eines geliebten Menschen und Liebeskummer bedeuten großen seelischen Schmerz. Das Selbstwertgefühl leidet, Traurigkeit macht sich breit und raubt den Schlaf ebenso wie die Energie. Die Bewältigung einer Trennung gehört sicherlich zu den schwierigsten Aufgaben, die das Leben stellt. Bis ein gebrochenes Herz wieder heil wird,

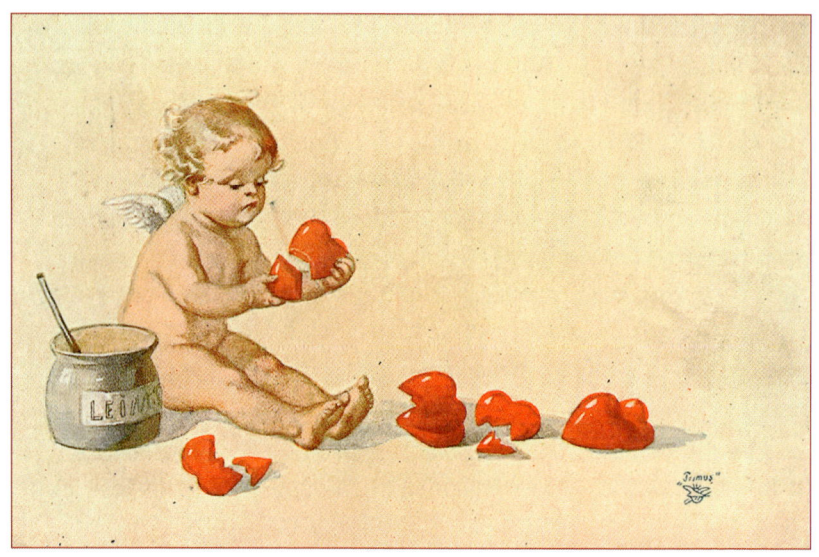

kann es dauern – zuweilen ein ganzes Leben. Doch lässt diese emotionale Belastung das Herz nicht nur bildlich gesprochen brechen, sondern beeinträchtigt sie auch die Leistungskraft des Lebensmuskels? Durchaus, denn nach Ansicht von Neurologen und Psychologen besitzt die Redewendung vom »gebrochenen Herzen« eine medizinisch klar nachvollziehbare Grundlage.

Bereits der 1977 erschienene Bestseller »The broken heart« stellte die Vermutung von der gesundheitlichen Brisanz emotionaler Beziehungen zur Diskussion. Was dessen Verfasser James Lnych zu Papier gebracht hatte, war ein Jahr zuvor in der israelischen »Ischemic Heart Disease Study« eindrucksvoll belegt worden: Männer, die sich von ihren Frauen geliebt fühlten, erkrankten seltener an Angina pectoris als jene, die sich nicht in dieser Gewissheit geborgen sahen.

Nun ist die Liebe, neurobiologisch gesehen, eine chemische Symphonie. Im akuten Zustand spielen dabei Neurotransmitter wie Serotonin, Endorphine wie Phenylethylamin und Hormone wie Oxytocin zum Tanz der Gefühle auf. Diese Hochstimmung macht sich nicht nur seelisch, sondern auch körperlich bemerkbar. Die Luststoffe wecken sowohl psychisch wie physisch Lust auf mehr. Eine durch Liebeskummer und Trennungen gedrosselte Ausschüttung hat entsprechend regelrechte Entzugserscheinungen zur Folge und kann krank machen. »Herzschmerz« macht den Wallungen auch auf molekularer Ebene ein Ende und sorgt im Gegenzug für eine erhöhte Ausschüttung an Stresshormonen. Das hat aus den dargelegten Gründen nicht nur seelische, sondern auch körperliche Leiden zur Folge.

Wie weit dies gehen kann, führte die zu trauriger Berühmtheit gelangte »Broken heart«-Studie vor Augen. Nomen et omen: Die Sterblichkeitsrate an koronaren Herzerkrankungen lag bei Witwern im ersten halben Jahr nach dem Verlust der Ehefrau um 40 Prozent höher als bei verheirateten Männern gleichen Alters und Risikoprofils.

Soziales Netzwerk: wo alle Fäden zusammenlaufen

Sind fehlender sozialer Kontakt und fehlende menschliche Nähe also das eigentliche Motiv, das hinter allem steht? Ursache gerade jener Krankheiten, die ungeachtet des medizinischen Fortschritts nicht in den Griff zu bekommen sind, vielmehr sogar stetig zunehmen? Machen letztlich die Erscheinungen der Moderne, Singletum und Loslösung aus dem engen Verbund der Großfamilie, unsere Gesellschaft krank, allen voran herzkrank?

Thesen, die vermessen klingen mögen, die jedoch nicht so weit aus der Luft gegriffen sind, wie es zunächst scheint. Zahlreiche Studien kamen zum stets gleichen Ergebnis: Alles, was das Gefühl der Einsamkeit fördert, verursacht emotionalen Stress. Umgekehrt wirken Verbundenheit und

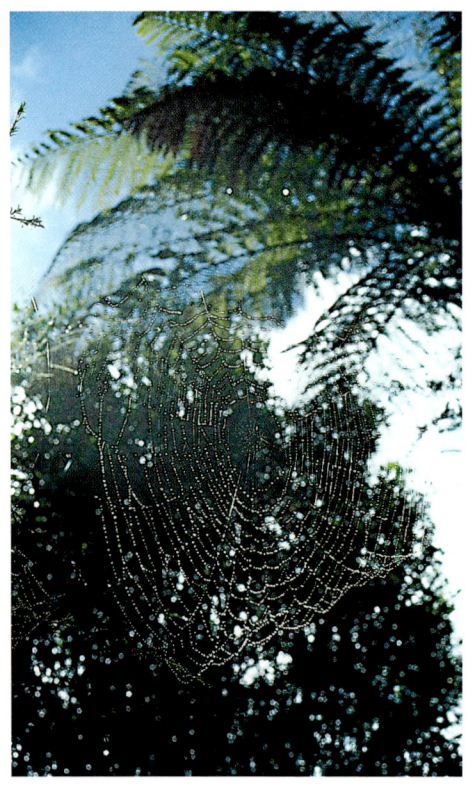

menschliche Nähe gesund erhaltend und heilend. Bereits Ende der 1980er-Jahre sorgten zwei Studien in dieser Hinsicht für Schlagzeilen. Sie lieferten eindeutige Hinweise dafür, dass soziale Abgeschiedenheit das Herzinfarktrisiko um das Dreifache erhöht. Ein Szenario, dass sich in zahlreichen anderen Erhebungen zu diesem Thema wiederholt: Wer sich ausgeschlossen fühlt, hat eine mehr als viermal so hohe Sterblichkeitsrate verglichen mit jenen, die in Gemeinschaften integriert sind.

Die Einbindung in intakte soziale Strukturen wie die traditionelle Familie oder die Dorfgemeinschaft, so zeigte sich, wirkt vorbeugend gegen Herzerkrankungen. Dieser Schutzschild funktioniert unabhängig für sich. Risiken wie Bluthochdruck, Übergewicht und Rauchen spielen dabei keine Rolle. Ebenso wenig die Art des sozialen Kontakts: Die Mitgliedschaft in einem Verein oder einer religiösen Gemeinschaft erweisen sich ebenso wie Haustiere als wirksame »Medizin« gegen Einsamkeit.

Ein Bericht, der schon zu Beginn der 1990er-Jahre im Wissenschaftsmagazin *Science* veröffentlicht wurde, bringt all diese Erkenntnisse beinahe erschreckend klar auf den Punkt: »Was die Lebenserwartung angeht«, so heißt es darin, »ist soziale Isolation ein ebenso bedeutsamer Risikofaktor wie Rauchen, Bluthochdruck oder erhöhte LDL-Cholesterinwerte.«

Das Dilemma ist, dass gerade jetzt, wo die Wissenschaft die Bedeutung sozialer Bindungen für die Gesundheit belegt hat, sie beginnen, sich mehr und mehr aufzulösen...

Dem Herzen Luft machen

Ein weiterer Aspekt, der mit Kontaktarmut einhergeht, bislang jedoch noch nicht zur Sprache kam, ist die Unterdrückung von Emotionen. Wer seinen Gefühlen, einerlei ob positiv oder negativ, keinen Ausdruck verleiht, versetzt sein Herz in Stress. »Supressed anger«, unterdrückter Ärger, erwies sich bereits in der mehrfach zitierten Framingham-Studie als gesundheitliches Risiko. Ebenso zeigte eine über zehn Jahre laufende Studie an 1400 Menschen in Jugoslawien, wie schädlich der emotionale Verschluss sein kann: Zwischen unterdrückten Aggressionen und der Sterblichkeit an koronarer Herzkrankheit besteht ein eindeutiger Zusammenhang. Um noch einmal die Publikation in *Science* heranzuziehen: »Das höchste Krankheitsrisiko«, so steht dort zu lesen, »tragen jene zehn bis zwanzig Prozent der Bevölkerung, die nach eigenen Angaben niemanden haben, mit dem sie über ihre innersten Gefühle sprechen können.«

> »Lohnt sich das?«, fragte der Verstand. »Nein«, antwortete das Herz, »aber es tut gut.«
>
> ANONYM

Menschen, die ihren Emotionen Ausdruck verleihen und Probleme und Sorgen mit jemandem teilen können, verfügen dagegen über eine Art gesundheitlichen »Airbag« – ein Puffer, der in seiner Wirkung lange unterschätzt wurde. Denn auf diese seelische Ressource lässt sich in Zeiten hoher Anspannung und Belastung zurückgreifen.

Partnerschaft: Schutz und Risiko

Keine Rose ohne Dornen: »Unverheiratete Frauen werden älter«, »Stress mit dem Partner verringert die Lebenserwartung bei Frauen«. Schlagzeilen, die den gesundheitlichen Wert sozialer Bindungen und emotionaler Verbundenheit wieder in Frage zu stellen scheinen. Doch das täuscht. Allerdings haben soziale Kontakte eine andere Bedeutung für Frauen als für Männer: Frauenherzen schlagen anders und benötigen deshalb zu ihrem Wohlbefinden auch andere Stärkungsmittel als maskuline Herzen.

Wie sagt es ein altägyptisches Liebeslied? »Mein Herz springt eilends, sobald ich an meine Liebe zu Dir denke. Es lässt mich nicht wie ein Mensch gehen und hüpft auf seinem Platze. Halte nicht an, du erreichst das Ziel, sagt es mir, sooft ich an ihn denke. Mach mir, mein Herz, keinen Kummer. Warum handelst du töricht?«

Darüber, dass Partnerschaft mit oder ohne Trauschein bei Männern einen günstigen Einfluss auf die Gesundheit ausübt, besteht wissenschaftliche Übereinkunft. Zahlreiche Studien belegen, dass mit einer Partnerin lebende Männer ein geringeres Risiko für Herzkrankheiten haben. Fehlende soziale Unterstützung durch eine Gefährtin geht, wie Untersuchungen bei allein lebenden Männern oder Witwern zeigten, dagegen mit einem höheren Krankheitsrisiko einher. Ein Befund, der unabhängig von der Lebensweise und anderen gesundheitlichen Gefährdungen erhoben wurde.

Auch die Prognose der Erkrankung erwies sich bei allein stehenden Männern als schlechter. Herzinfarktpatienten, die ohne Partnerin leben, haben ausgeprägtere körperliche wie psychische Beschwerden. Ebenso ist das Risiko eines erneuten Infarkts erhöht. Emotionaler Rückhalt durch eine Partnerin hingegen

> Einsamkeit lässt psychisch und körperlich leiden.

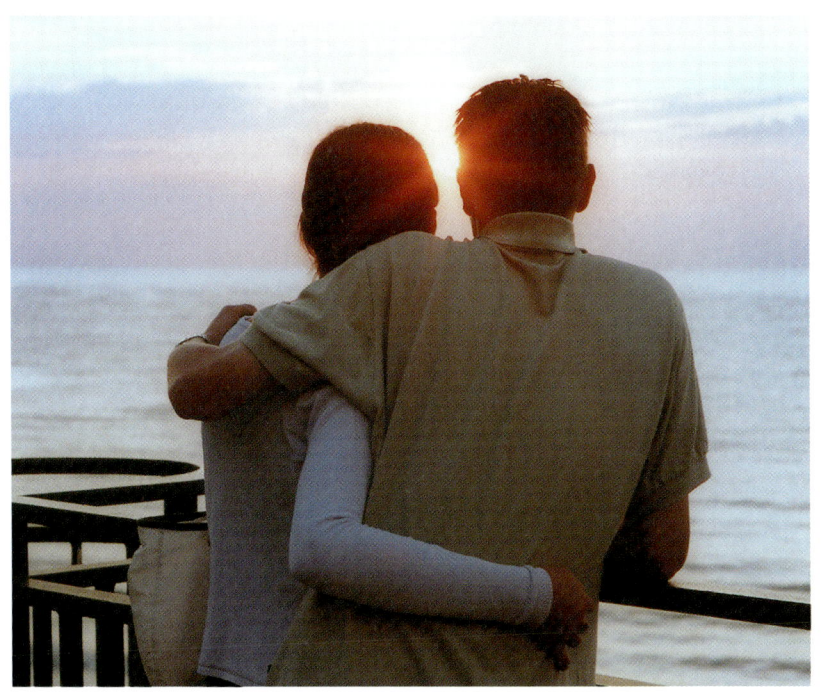

fördert die Genesung und steigert die Lebenserwartung. Darüber hinaus erleichtert er die Umstellung der Lebensweise und hilft nicht zuletzt, die durch die Erkrankung ausgelöste psychische Krise leichter zu bewältigen.

Dass ein Leben allein, abseits von der größeren psychischen Belastung durch den seelischen Schmerz des »Nichtgeliebtwerdens« und »Ausgeschlossenseins« ungesünder ist, liegt nahe. Wie der Blick in den Kühlschrank vieler Singlehaushalte vor Augen führt, entsprechen die Ernährungsgepflogenheiten weniger dem geforderten Ideal nach gesundheitsbewussten Kriterien. Einen riskanten Lebensstil bescheinigen Studien auch in puncto Alkohol und Nikotin: Allein lebende Männer rauchen und trinken mehr als in Partnerschaft lebende Geschlechtsgenossen gleichen Alters und sozialen Status.

Risikofaktor Ehemann

Während für Männer also die Partnerin mit Abstand den wichtigsten sozialen Bezugspunkt darstellt, nennen Frauen meist eine weibliche Person als engste Vertraute. Eingedenk stundenlanger Telefonate mit der besten Freundin mag dies viele Männer wenig überraschen.

Ohne Frage spielen emotionale Kontakte und Nähe auch für Frauen eine große Rolle – sowohl als Schutzfaktor als auch bei der psychischen wie körperlichen Bewältigung ihrer Krankheit. Doch anders als für Männer sind Ehe und Beziehung für sie kein Garant für emotionale Sicherheit. Zu diesem interessanten Schluss kamen Studien, die den Zusammenhang von Partnerschaft und Herzerkrankungen bei Frauen beleuchteten, darunter auch eine im Jahr 2000 veröffentlichte schwedische Studie des Stockholmer Karolinska-Instituts. Das Resümee aus der dreijährigen Untersuchung an über dreihundert Frauen: Eine Beziehung stellt für weibliche Herzen keinen so wichtigen Schutzfaktor dar wie für Männer. Ganz im Gegenteil: Die Partnerschaft kann sogar zum Problem an sich werden. Bei Frauen, die verheiratet waren oder mit einem Partner zusammenlebten, war Stress in der Beziehung mit einem dreifach erhöhten Risiko für das Herz verbunden. Probleme am Arbeitsplatz erwiesen sich als weitaus weniger belastend. Auch hier besteht ein augenfälliger Unterschied zu männlichen Herzen, denn ihnen setzen beruflicher Misserfolg und Karriereeinbrüche wesentlich stärker zu.

Wie sich zeigte, kann die Partnerschaft bei Frauen also auch nachteilige Wirkungen auf das Herz und die Gesundheit allgemein entfalten – der Lebenspartner als Risikofaktor. Dies gab bereits das Autorenduo Chesney und Darbes in seinem 1998 erschienenen Buch *Women, Stress & Heart Disease* zu bedenken: »Es ist zu bezweifeln, dass eine Beziehung für Frauen die gleichen gesundheitlichen Vorteile mit sich bringt wie für Männer (...).«

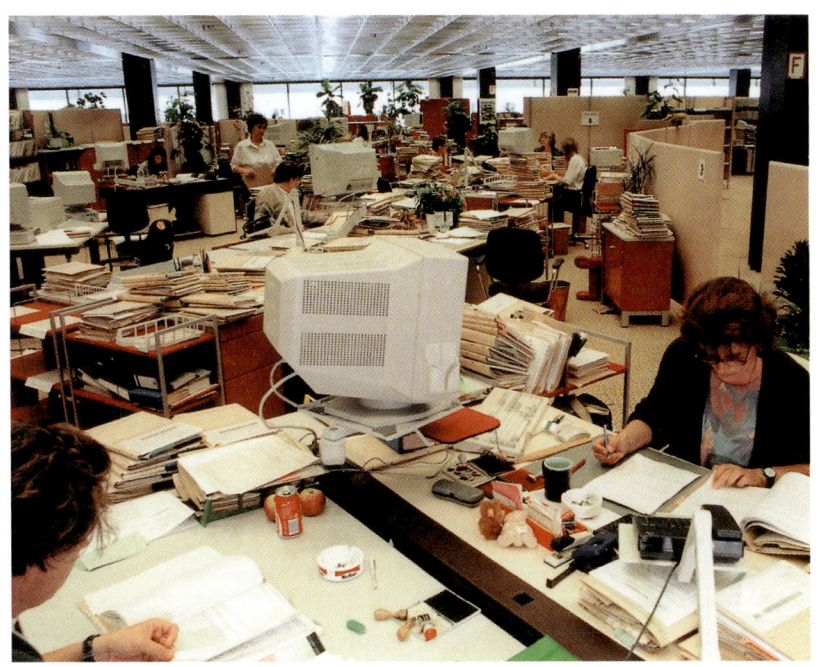

Von Termin zu Termin in die Krise

Seelische Überforderung am Arbeitsplatz ist der bislang am besten erforschte Auslöser für chronischen Stress. Die These, dass emotionaler Druck – nicht nur Termindruck – und sozialer Stress im Berufsleben das Krankheitsrisiko erhöhen, stellte die Forschung bereits Ende der 1960er-Jahre auf. Erste Indizien ergaben sich aus einer Studie im Jahr 1958. In dieser zeigte sich, dass US-amerikanische Wirtschaftsprüfer in der Zeit vor dem 15. April – dem Stichtag für Steuererklärungen in den USA – einen deutlichen Anstieg der Cholesterinwerte aufwiesen. Der Verdacht, dass am Arbeitsplatz enorme Gefahren für die Gesundheit des Herzens lauern können, ist heute belegt.

ARBEITSKRAFT, EINE ERSCHÖPFBARE RESSOURCE

1979 entwickelte der US-amerikanische Soziologe Robert A. Karasek mit dem schwedischen Kardiologen und Sozialepidemiologen Töres Theorell die »Anforderungs-Kontroll-Theorie«. Ihrem Ansatz zufolge ist das Ausmaß der Arbeitsbelastung abhängig von den Anforderungen und den persönlichen Möglichkeiten, sie zu bewältigen.

Positiv und gut fürs Herz ist die Kombination aus hoher Anforderung mit großer Eigenverantwortung. Der Arbeitnehmer kann selbständige Entscheidungen zur Bewältigung seiner Aufgaben treffen, neue Fähigkeiten erwerben und sie einsetzen. Das motiviert, sich beständig weiterzuentwickeln, und gibt das Gefühl, auch schwierigen Herausforderungen gewachsen zu sein.

Ist der Arbeitsplatz jedoch durch hohe Anforderungen und wenig Chancen zum selbstbestimmten Handeln gekennzeichnet, entsteht daraus großer emotionaler Stress. Karasek und Theorell nannten ihn »job strain«, was sich mit »mentaler Überbelastung im Berufsleben« übersetzen lässt. Das Produkt aus dauerhafter Überforderung und der Angst, den anstehenden Aufgaben nicht gewachsen zu sein, lastet enorm auf der Seele und setzt die geistige Leistungsfähigkeit immer weiter herab. Das geht so weit, bis der Betreffende die gestellten Anforderungen tatsächlich nicht mehr erfüllen kann – ein Teufelskreis, der das Risiko für das Herz stetig erhöht.

Der Karasek-Theorell'sche Berufsfrust geht auf unterschiedliche Weise zu Herzen. Zum einen verdoppelt er das Risiko für eine Herzerkrankung, zum anderen verursacht er, was in Kardiologenkreisen unter »Job-Strain-Hypertonie« kursiert: Bluthochdruck, der sich einstellt, sobald sich der Betreffende an seinem Arbeitsplatz befindet. Vergleichbar der »Weißkittelhypertonie«, jenem Bluthochdruck, der typischerweise bei Messungen in der Arztpraxis auftritt.

All diese Risiken, so möchte man meinen, treten vor allem bei wenig anspruchsvollen Tätigkeiten auf, wie beispielsweise Fabrikarbeit am Fließband. Weit gefehlt: Denn auch Berufsgruppen, in denen eine hohe Qualifikation gefragt ist, leiden unter arbeitsbedingtem Bluthochdruck. Unter Journalisten finden sich, wie die Ärztezeitung 1999 besorgt zu bedenken gab, angesichts hoher Leistungsanforderungen und wenig Entscheidungsfreiheit besonders viele Fälle.

Wachsende Arbeitsplatzunsicherheit, zunehmend geforderte berufliche Mobilität und verringerte Aufstiegschancen bergen eine weitere Gefahr für das Herz. Stehen persönlicher Einsatz und die dafür erhaltene Anerkennung im Missverhältnis zueinander, führt dies auf Dauer zu hochgradiger emotionaler Erschöpfung – kurz, in die Krise: in die »Gratifikationskrise«, so benannt von dem Medizinsoziologen Prof. Dr. Johannes Siegrist. Wer sich dauerhaft engagiert, ohne dafür im Gegenzug eine Gratifikation, eine Belohnung wie beispielsweise mehr Gehalt, Karrierechancen oder einfach Anerkennung zu erhalten, ist verständlicherweise enttäuscht. Werden Erfolgserlebnisse im Job zur Mangelware, geht das mit negativen Emotionen einher, die Herz und Psyche in Stress versetzen. Wie sich in Studien zeigte, leistet der Berufskummer

> Misserfolg und Frustration bereiten Kummer – auch und vor allem dem Herzen.

auch anderen Risikofaktoren Vorschub: Betroffene rauchen häufiger und haben öfter Übergewicht.

Gesundheit: ein soziales Privileg?

Je niedriger der soziale Status, desto geringer die Lebenserwartung. Sklaven, Bauern und Arbeiter hatten stets schlechtere Ausgangspositionen, lange gesund zu bleiben und ein hohes Alter zu erreichen, als Angehörige des Bürgertums, des Klerus und des Adels – eine Gesetzmäßigkeit, die sich quer durch die Epochen und Kulturen zieht. Ramses II., der wohl berühmteste unter den Pharaonen, wurde beispielsweise 90 Jahre alt. Ein auch für heutige Verhältnisse stattliches Alter, mit dem er die durchschnittliche Lebenserwartung seiner weniger privilegiert lebenden Zeitgenossen um Längen schlug.

Wer in besseren Verhältnissen lebt, ernährt sich gesünder und ist meist auch medizinisch besser versorgt. Kurz, er ist weniger gesundheitlichen Risiken ausgesetzt als Angehörige niedrigerer Schichten, erkrankt entsprechend seltener und hat eine höhere Lebenserwartung. Der über Jahrtausende hinweg geltende Kontext »Je ärmer, desto gefährdeter« begann sich jedoch mit Beginn der Industrialisierung aufzulösen. Die »Wohlstandskrankheiten«, allen voran Erkrankungen des Herz-Kreislauf-Systems, stellten die so lange während Verteilung auf den Kopf – wenn auch nur für kurze Zeit. Die feine Lebensart der Oberschicht brachte einiges mit sich, was es als Risikofaktor zu meiden gilt: Bewegungsmangel, reichlich Nikotin und Alkoholabusus. Die koronare Herzkrankheit galt mit Recht als Erkrankung, die vor allem Bessergestellte ereilt.

In der zweiten Hälfte des 20. Jahrhunderts sollte sich dies rasch wieder ins Gegenteil verkehren. Bereits Mitte der

1950er-Jahre traten Herzkrankheiten in den Industriege-
sellschaften überproportional häufig in unteren sozialen
Schichten auf. Auch auf den Verlauf einer koronaren Herzerkrankung hat die soziale Stellung Einfluss. So kam eine
Studie, deren Ergebnisse 1984 veröffentlicht wurden, zu
dem Ergebnis, dass Männer nach einem Herzinfarkt mehr
als dreimal so häufig am Herztod starben, wenn sie ein
niedriges Ausbildungsniveau hatten.

Die alte Verteilung hat sich also wieder eingestellt. Den
höheren Schichten gelang es, wie in all den Jahrhunderten
zuvor, auch in den vergangenen Jahrzehnten besser, einen
gesunden Lebensstil zu pflegen. Rauchen, Bewegungsar-
mut und Übergewicht finden sich heute wieder häufiger im
Verbund mit einem niedrigen gesellschaftlichen Status. Bedingt durch die schlechtere finanzielle Situation, die daraus
resultierende Unzufriedenheit, die Angst um den Arbeitsplatz und höhere Arbeitslosigkeit ist auch emotionaler
Stress in schlechter gestellten Kreisen ausgeprägter.

Die Leiden der Seele und des Herzens

Sie gehen Hand in Hand, wie es sich am besten bei Angsterkrankungen und Depressionen zu erkennen gibt: Psychisches Leiden und Herzleiden haben eine Menge gemeinsam. So befinden sich Depressionen ebenso wie koronare
Herzerkrankungen stetig auf dem Vormarsch: Die häufigste
unter den psychischen Erkrankungen kann bereits heute
den Status einer Volkskrankheit für sich beanspruchen. Einer 1998 durchgeführten weltweiten Studie der Weltgesundheitsorganisation (WHO) zufolge leidet jeder Vierte,
der im Wartezimmer eines Allgemeinarztes sitzt, an depressiven Störungen. Über die Hälfte dieser Patienten klagen

zudem über Angstsymptome. Anhand dieser »Global-Burden-of-Disease-Studie« stellte die WHO kürzlich die Prognose auf, dass koronare Herzkrankheiten und Depressionen im Jahr 2020 die »weltweit führenden Ursachen krankheitsbedingter Beeinträchtigungen« sein werden. In absehbarer Zeit werden sich die »Seuchen der Moderne« also den ersten Platz in dieser traurigen Disziplin teilen.

Das Bedeutsamste jedoch, was diese Erkrankungen verbindet, ist ihr gemeinsames Auftreten. Unter Herzkranken finden sich überdurchschnittlich häufig Patienten mit Depressionen: Neuesten Erhebungen zufolge leidet nahezu ein Viertel – 16 bis 25 Prozent – der Koronarpatienten unter einer klinisch relevanten und behandlungsbedürftigen Depression.

Noch bis vor einem Jahrzehnt sah man die augenfällige Koinzidenz psychischer Störungen und Herzbeschwerden in einer Reaktion der Seele auf die schwere Belastung durch die körperliche Erkrankung begründet. Das ist im Prinzip nahe liegend. Denn schließlich ist die Diagnose einer lebensbedrohlichen Krankheit und mehr noch die unmittelbar erlebte Endlichkeit des Lebens im Zuge eines Infarkts Grund genug, in große Angst zu verfallen, betroffen und deprimiert zu sein. In der Tat lassen sich viele Fälle von Angststörungen und Depressionen bei Herzpatienten als Folgeerscheinung ihrer körperlichen Symptome erklären. Viele Fälle, aber eben nicht alle.

Inzwischen ist belegt, dass sowohl leichte wie auch schwere depressive Störungen ein bedeutendes Risiko für die Entstehung einer koronaren Herzkrankheit wie auch für deren weiteren Verlauf darstellen. Das Sterberisiko bei Depressiven nach einem Infarkt ist um das Vierfache höher als bei anderen Patienten. Die Leiden der Seele können also nicht nur Folge, sondern sehr wohl auch Auslöser für die Leiden des Herzens sein. Depressionen werden heute ebenso als Risikofaktoren gewertet wie die »Klassiker« Bluthochdruck, Rauchen oder Übergewicht.

Was sich wechselseitig zu bedingen vermag, könnte auch die gleichen Wurzeln haben. Tatsächlich sind Depressionen, Angststörungen und Herzkrankheiten auch entstehungsgeschichtlich nah miteinander verwandt. Dauerhafter psychischer Stress kann auch Herzmuskel und Seele gleichermaßen schädigen: Den einen lähmt er und die andere verdunkelt er.

DOPPELTES RISIKO

Von Anbeginn der Forschungen zur psychosozialen Dynamik hinter der koronaren Herzkrankheit wurde Depressionen ein enormes Gewicht beigemessen. Angesichts der Dimensionen, in denen sie an Entstehung und Verlauf dieser Erkrankung beteiligt sind, ist dies nur verständlich. 1997 bestätigte sich bei der Spurensuche in »Medline«, einer Datenbank im Internet, die medizinische Veröffentlichungen der letzten Jahrzehnte aus aller Herren Länder parat hält, eine lange gehegte Vermutung: Depressionen bergen eine doppelte Gefahr für das Herz in sich.

Zum einen wirkt die »Pest des 3. Jahrtausends« an der Entstehung einer Herzkrankheit mit. Die Schmerzen der Seele sind mit die häufigsten Gründe, am Herzen zu erkranken oder gar einen Infarkt zu bekommen.

Zum anderen beeinflussen sie den Verlauf der Erkrankung negativ und lassen das Sterblichkeitsrisiko bedeutend ansteigen. Wie die maßgebende Studie von Frasure-Smith u.a. im Jahr 1993 zeigte, erhöht eine schwere Depression das Risiko, innerhalb des ersten halben Jahres nach dem

Infarkt zu sterben, um das Drei- bis Vierfache – unabhängig von der Lebensweise der Betreffenden. Neuesten Erhebungen zufolge ist das Sterberisiko von depressiven Herzpatienten bis zu sechsmal höher als von nichtdepressiven. Düstere Fakten, denen die Tatsache, dass jeder fünfte Infarktpatient an der schweren Form der Depression, der »Major Depression«, erkrankt ist, zusätzliche Bedeutung verleiht. Leichtere depressive Verstimmungen, aus denen sich jederzeit eine schwere Depression entwickeln kann, finden sich sogar bei 45 Prozent der Infarktpatienten.

Angesichts dieser Zusammenhänge wird verständlich, warum der effizienten Behandlung von Depressionen und Angstzuständen besonders bei Herzpatienten so große Beachtung geschenkt werden muss (siehe Seite 94, 116 f.).

Depressionen: multipler Stress fürs Herz

Nun stellt sich die Frage, weshalb seelische Lasten sich so schwer auf das Herz legen und es erkranken lassen, als auch die Prognose bestehender Herzerkrankungen derart verschlechtern können – eine Thematik, die in den letzten Jahren intensiv beforscht wurde. Dabei kam man zu dem Ergebnis, dass Depressionen über mehrere Wege ans Herz gehen können und das Risiko für koronare Herzkrankheiten erhöhen. Wie sich zeigte, schlagen depressive Störungen in ihrer schädlichen Wirkung die gleichen Routen ein wie psychischer Stress. Das überrascht nicht, denn schließlich stellen psychische Erkrankungen, allen voran Depressionen, einen enormen emotionalen Stressfaktor dar.

Entsprechend sind die Mechanismen, über die das Herz in seinen Funktionen beeinträchtigt wird, auch die gleichen. In das schädliche Treiben involviert sind das vegetative Nervensystem, die Hypothalamus-Hypophysen-Nebennierenachse sowie die Blutplättchen, die Thrombozyten.

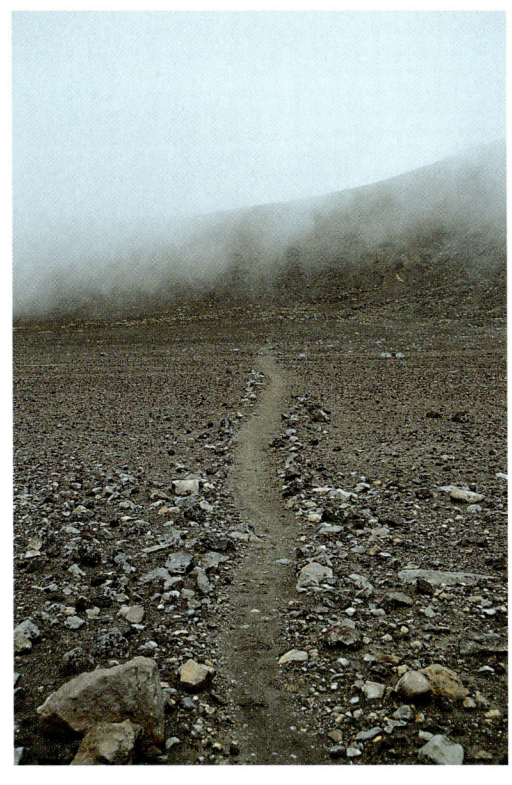

Vegetatives Nervensystem

Ebenso wie psychologischer Stress beeinflussen auch Depressionen die elektrophysiologische Stabilität des Herzens. Über den Hypothalamus aktivieren sie den Sympathikus und hemmen den Parasympathikus. Dieses Ungleichgewicht hat mehrere fatale Folgen. Zum einen verringert sich die Variabilität der Herzfrequenz, die als Maß für die dynamische Anpassungsfähigkeit der Herzfunktionen gilt. Ist sie vermindert, kann sich das Herz schlechter an die wechselnden Erfordernisse anpassen, die ihm der Körper stellt. Die unerlässliche Voraussetzung, den sich stetig verändernden Bedürfnissen des Organismus gerecht zu werden, ist damit deutlich eingeschränkt. Nicht umsonst erhöht eine verminderte Herzfrequenzvariabilität das Risiko für das Auftreten des plötzlichen Herztodes oder eines Infarkts. Möglicherweise, so vermuten Wissenschaftler, liegt darin die Erklärung, warum Witwer im ersten halben Jahr nach dem Tod ihrer Ehefrau ein erhöhtes Risiko haben, am Infarkt oder plötzlichen Herztod zu versterben (siehe Seite 80).

Auch die auffällige Häufung eines plötzlichen Herztodes am Montag und morgens nach dem Aufstehen wäre so zu begründen: Reaktionen auf den psychischen Stress, den der Verlust der Lebenspartnerin und – weniger ausgeprägt – der Beginn der neuen Arbeitswoche oder eines neuen Tages verursacht.

Eine weitere Gefahr, die aus dem Ungleichgewicht des Vegetativums resultiert, ist die Erhöhung der Herzfrequenz und des Blutdrucks. Ebenso steigt der Sauerstoffbedarf des Herzens durch die Aktivierung des Sympathikus an.

Hypothalamus–Hypophysen–Nebennierenachse

Ebenso wie Stress geben auch Depressionen der Nebenniere das Signal, ihre Hormonproduktion anzukurbeln. Die Emsigkeit, mit der sie diesem Impuls nachgeht, ist der Gesundheit des Herzens alles andere als förderlich. Die Nebennierenrinde schüttet Kortisol in hohen Dosen ins Blut aus, was Blutfette und Cholesterin in die Höhe schießen lässt und somit das Risiko für die Entstehung einer Arteriosklerose. Des Weiteren bringen die hohen Kortisolkonzentrationen einiges Durcheinander in den Mineralstoffhaushalt. In der Folge steigt der Blutdruck an.

Zu guter Letzt schädigt der erhöhte Kortisolgehalt auch die Wände der Blutgefäße, was die Anlagerung von Plaques (siehe Seite 52) und die Bildung einer Gefäßverkalkung ebenfalls begünstigt.

Blutplättchen

Bei Depressionen haben die Thrombozyten ein verstärktes Bedürfnis nach Nähe: Ihre Neigung, sich aneinander zu lagern, wird deutlich erhöht. Der Fleiß, mit der die Nebennie-re in ihrem Mark die beiden Hormone Adrenalin und Noradrenalin herstellt und ins Blut abgibt, verstärkt die Aggregationsneigung der Blutplättchen. Deren Streben nach Bindung kann fatale Konsequenzen haben. Zu den gefährlichsten zählen Blutgerinnsel, Thromben, die zum gefürchteten Verschluss der Herzkranzgefäße führen können.

DIE LEIDEN DER SEELE

- erhöhen die Herzfrequenz;
- steigern den Blutdruck;
- verringern die Variabilität der Herzfrequenz;
- erhöhen die Konzentration der Blutfette und die Cholesterinwerte;
- schädigen die Wände der Blutgefäße;
- verstärken die Neigung der Blutplättchen, sich aneinander zu lagern;
- und erhöhen über alle diese Effekte das Risiko für eine koronare Herzkrankheit.

Verändertes Gesundheitsverhalten

Nicht unerwähnt bleiben soll, dass Depressionen auch über ihren Einfluss auf die Bereitschaft des Patienten, seine Gesundheit zu fördern und zu pflegen, das Risiko für das Herz steigern. Denn bei Depressiven findet sich häufiger als bei anderen Patienten eine verminderte Therapietreue. Ihre seelische Verfassung nimmt ihnen vielfach den Antrieb, ihre Medikamente wie vorgeschrieben einzunehmen, Sport zu treiben, das Rauchen aufzugeben oder sich gesund zu ernähren.

Die mangelnde Motivation ist gut zu verstehen, denn Depressionen sind bekanntermaßen nicht eben dazu angetan, den Lebenswillen zu steigern. Die Düsterkeit, mit der ein depressiver Mensch sein Leben in akuten Phasen der Erkrankung erleben muss, ist mehr als lähmend. Das ihm dies jegliche Kraft zu einem gesundheitsbewussten Verhalten nimmt, ist nur allzu verständlich. Mit ein Grund, warum die ausreichende und wirksame antidepressive Behandlung so immens wichtig ist.

Folgenschwere Maskerade

Wie soeben geschildert, können Depressionen das Herz in vieler Hinsicht kränken. Ihre adäquate Behandlung ist nicht nur im Hinblick auf die verbesserte Lebensqualität des Patienten unerlässlich. Ebenso wird damit ein wichtiger Risikofaktor in seinem herzschädigenden Wirken gehindert. Denn depressive Störungen verkürzen die Lebenserwartung von Herzpatienten und haben einen negativen Einfluss auf den Krankheitsverlauf. Auch zur Vorbeugung ist die antidepressive Therapie von großer Bedeutung.

Um diesen Forderungen gerecht zu werden, muss man Depressionen jedoch auch erkennen. Und genau hier hapert es. Denn zum einen werden Angst und Depressivität bei Herzkranken vielfach immer noch als »normale« Begleiterscheinungen und demzufolge als nicht gesondert therapiebedürftig gewertet. Zum anderen treten die Leiden der Seele häufig in maskierter Form auf: Sie verleihen sich durch Symptome Ausdruck, wie sie auch bei vielen körperlichen Krankheiten vorkommen. Dass der »Körper die Seele ins Sichtbare übersetzt«, wie es schon Christian Morgenstern erkannte, zeigt sich gerade bei Depressionen und Angsterkrankungen sehr eindrucksvoll. Vor allem diese Maskerade ist der Grund, weshalb mindestens die Hälfte aller psychischen Störungen nicht erkannt werden und demzufolge unbehandelt bleiben – ein Umstand, der prekäre Folgen haben kann.

Die Herz-Connection

Die koronare Herzkrankheit hat sich als komplexes Ursachengefüge erwiesen – als ein Mosaik, das aus vielen Steinchen zusammengesetzt ist. Zur Behandlung bedarf es deshalb eines Konzepts, das all diesen Aspekten angemessen begegnet. Durch einen Therapieansatz, dem kardiologische Behandlung ebenso am Herzen liegt wie die Bewältigung der seelischen und sozialen Ursachen, die zur Erkrankung geführt haben.

Nicht nur die statistischen Zahlen künden davon, dass der kardiologischen Praxis eine Richtungskorrektur bevorstehen wird. Auch die Erkenntnisse zur Schlüsselrolle der Psyche im koronaren Krankheitsgeschehen legen nahe, dass sich die Herztherapie ganzheitlich orientieren muss: Zur Gesundung benötigen die Patienten einen Kardiologen ebenso wie einen Psychologen. Ersterem obliegt die Besserung der körperlichen Symptome, zweitem die seelische Gesundheit des Patienten.

Hand in Hand

Das Netzwerk zur integrativen Herztherapie besteht aus vielen Knotenpunkten. Neben psychotherapeutischer und medizinischer Behandlung umfasst es einen Speiseplan, der eine optimale Versorgung mit herzstärkenden Stoffen gewährleistet.

Als eine der angenehmsten Maßnahmen, weil in jeder Hinsicht ideal zum Schutz des Herzens, hat sich die mediterrane Ernährung erwiesen. Ein ebenso wichtiger Schritt auf dem Weg zur Wiederherstellung der Gesundheit ist der Abschied vom Nikotin. Im Behandlungskanon vertreten sind auch der »Koronarsport«, der den Herzmuskel schonend trainiert, sowie Programme zum gezielten Stressmanagement. Dabei werden Strategien zur besseren Bewältigung und zum Abbau von Stress vermittelt; unterstützt durch Entspannungstechniken. Ebenso wie die verschiedenen Behandlungsstrategien Hand in Hand gehen, greifen auch die Maßnahmen zur Prävention und Therapie ineinander über. Nahezu alle der im Anschluss genannten Maßnahmen sind sowohl für die Vorbeugung als auch die Therapie relevant. Ausnahmen bilden die medikamentöse Behandlung sowie Sportarten, die bei eingeschränkter Leistungskraft des Herzmuskels und auch bei anderen Herzerkrankungen zu meiden sind. Prinzipiell jedoch richten sich die folgenden Seiten sowohl an Herzpatienten wie auch an jene, die erst gar keine werden möchten.

> »Alle sollen das Ihrige tun, das sie dem Kranken schuldig sind: der Arzt und die Diener, aber auch der Kranke selbst.«
>
> THEOPHRASTUS BOMBASTUS VON HOHENHEIM, GENANNT PARACELSUS (1493–1541)

»INTEGRIERTE VERSORGUNG« VON KHK-PATIENTEN AUS SICHT DES BNK

Der Bund niedergelassener Kardiologen (BNK) hat sich ebenfalls Gedanken darüber gemacht, wie sich eine integrative Betreuung von KHK-Patienten gestalten könnte, und dies in einem Thesenpapier Mitte 2001 verabschiedet. Hier die Essenz aus diesen Überlegungen:

● Versorgung des Patienten auf der Stufe des Systems, die das aktuelle Problem medizinisch am besten und ökonomisch am effizientesten lösen kann;
● Entwicklung von Behandlungskonzepten (Leitlinien), die auch eine Steuerung des Patienten in diesem Sinne vorsehen (Disease-Management-Konzepte);
● effizientes Berichtswesen zur Sicherstellung einer kontinuierlichen, bruchlosen Betreuung;
● Definition und Kontrolle von Qualitätsanforderungen zur Leistungserstellung;
● Integration des Datenpools aller Leistungsanbieter der Versorgungskette mit der Möglichkeit zur Aggregation der Daten;
● Evaluation der Ergebnisqualität;
● Erfassung der Kosten;
● integriertes Vergütungssystem.

Psychische Gesundheit – ein Luxusartikel?

Interdisziplinäre Therapienetzwerke sind keine Errungenschaft der modernen Medizin, sondern existierten bereits im klösterlichen Spitalwesen. In diesem traten Mediziner und Psychologen in Personalunion auf, waren Krankenhaus, Altersheim und Seelsorge unter einem Dach versammelt. Schließlich wusste man bereits im frühen Mittelalter – zumindest empirisch – dass zwischen körperlicher und psychischer Gesundheit eine immanente, nämlich psychosomatische Relation besteht. Ein ganzheitlicher Therapieansatz kann also auf eine lange und bewährte Tradition zurückblicken.

Auch heute würde eine Behandlung, die sich dem Körper ebenso wie der Seele widmet, große Vorteile fur den Patienten bringen. Die bisherigen Erfahrungen zeigen, dass die emotionale Unterstützung grundlegend für eine dauerhafte psychische und körperliche Stabilisierung ist. Ein Therapieerfolg, der auf allen Ebenen greift – die Lebensqualität steigert und die körperlichen Befunde bessert.

In der Praxis bestimmt allerdings eine nach wie vor große Fixierung auf körperorientierte Behandlungen das Bild. Ungeachtet ihrer Vorteile findet Psychotherapie nicht die ihr angemessene Bewertung und damit de facto kaum statt. Zwar kann das deutsche Gesundheitswesen mit einem international einmaligen Standard seiner Kliniken brillieren. Eine Spitzenreiterposition, die sich auf technische Ausstattung und personelle Qualifikation beschränkt. Psychologische und soziale Therapien gehen daneben unter, und zwar in der Tendenz, ihnen Professionalität und therapeutische Notwendigkeit abzuerkennen. Viel lieber sieht man sie als therapeutische »Kosmetik« – ein Make-up, das zur Gesundung des Herzens äußerlich aufgetragen werden kann, mit spitzen Fingern und möglichst dünn. So kommt in deutschen Rehabilitationskliniken auf hundert Betten durchschnittlich ein Psychologe. Infolge dieser »Einer für alle«-Personalpolitik haben Herz-

> In Sachen psychotherapeutischer Versorgung Herzkranker lässt sich ein weitreichendes Defizit konstatieren.

patienten wenig Chancen, ihre meist hochbelastete psychische Situation mit professioneller Hilfe zu bewältigen.

Angesichts dieser Tatsachen müssen wir uns fragen, ob eine Gesundheitspflege, die Körper und Psyche umfasst, heute als Luxusartikel zu betrachten und damit entbehrlich ist. Und wir sollten uns deshalb umso mehr bewusst machen: Gesundheit ist ein Gut, für das jeder selbst Sorge tragen muss. Diese Verantwortung wird für die kommenden Generationen noch stärker ins Gewicht fallen.

Gesundheitsbildung: Befähigung zur Heilung

Zu der Einsicht, dass der »Kranke sich selbst etwas schuldig ist«, war Paracelsus, wie zitiert, bereits in der Renaissance gelangt. Selbst zur Gesundheit beizutragen, wie es der berühmte Heilkundige seinen Zeitgenossen mit auf den Weg gab, hat über die Jahrhunderte nicht an Aktualität verloren. Dass sich der Patient als »Koproduzent des angestrebten Gesundheitsgewinns« sehen sollte, ist damals wie heute unerlässlich. Einerlei, von welcher Krankheit es zu gesunden gilt.

Auch bei Herzpatienten ist die Förderung eines gesundheitsbewussten Verhaltens zentrales Anliegen. So sah das bereits eine Expertenkommission der Weltgesundheitsorganisation im Jahr 1991: Ziel sei nicht die »kurzfristige Optimierung der körperlichen Leistungsfähigkeit und des Risikofaktorenprofils«. Vielmehr sollten Patienten »befähigt werden, eigenverantwortlich zu ihrer Gesundung beizutragen«. Das nötige Handwerkszeug, wie Kochkurse für eine herzschützende Ernährung oder auf die individuelle Fitness zugeschnittene Bewegungsprogramme soll dem Patienten bereits im Zuge seiner Behandlung mitgegeben werden. Praktisches und theoretisches Know-how zum Leben mit

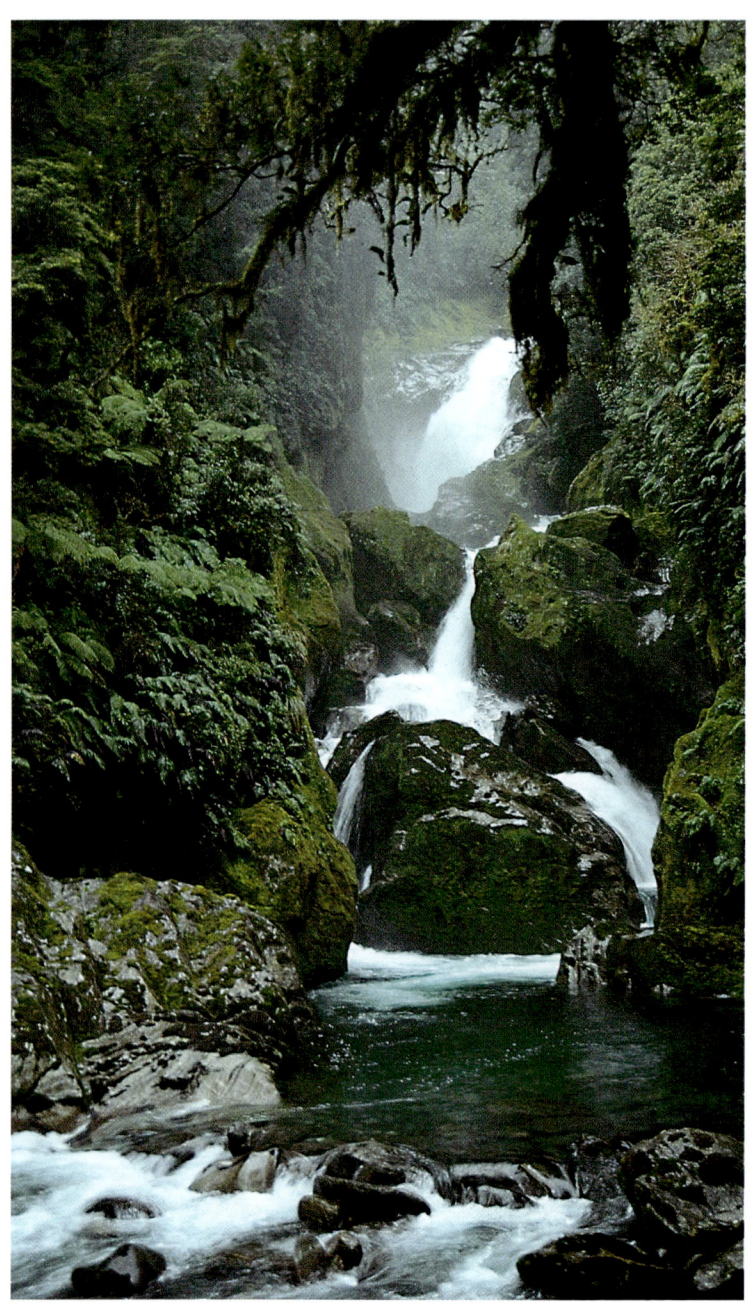

der Krankheit – subsummiert unter dem Stichwort »Gesundheitsbildung«.

Diese trägt allerdings nur dann Früchte, wenn der Wille zum Lernen und zur Umsetzung des Gelernten – sprich zur gesünderen Gestaltung des Lebensstils – vorhanden ist. Hier gibt es einiges an Überzeugungsarbeit zu leisten. Denn der Patientenwillen zur Abkehr vom herzschädigenden Tun ist nicht immer in dem Maße vorhanden, wie man es erwarten würde.

VON DER PRIMÄREN UND SEKUNDÄREN VORBEUGUNG

Beim Bestreben, die Gesundheit des Herzens zu schützen, wird zwischen Erst- und Zweitprävention unterschieden. Die jeweils dazu angeratenen Maßnahmen sind zwar vielfach die gleichen, doch verfolgen sie eine andere Zielsetzung: Die Primärprävention hat sich der »Erstvorbeugung« der Erkrankung verschrieben. Sie richtet sich prinzipiell an jeden von uns, insbesondere aber an jene Menschen, die ein hohes Risiko tragen, am Herzen zu erkranken. Bei der Sekundärprävention geht es darum, das Fortschreiten einer bereits bestehenden Herzkrankheit zu verlangsamen und bestenfalls zum Stillstand zu bringen.

Für die primäre wie die sekundäre Vorbeugung sollten gemäß den Empfehlungen der European Society of Cardiology (ESC) folgende Ziele angestrebt werden:

Lebensstil

Regelmäßige körperliche Aktivität, Normalgewicht (BMI unter 25), mediterrane Ernährung, Nikotinabstinenz.

Risikofaktoren

Blutdruck unter 140/90 mm Hg, Gesamtcholesterin unter 190 mg/dl, LDL-Cholesterin unter 115 mg/dl, optimale Blutzuckereinstellung bei Diabetikern und Kontrolle weiterer Risikofaktoren.

(QUELLE: 1998 ÜBERARBEITETE RICHTLINIEN DER ESC)

Motivation kommt von Motiv

Um die Motivation, einen risikobehafteten Lebensstil zu ändern, ist es ganz offensichtlich nicht gut bestellt. Seit Mitte 2001 haben wir die Bestätigung, dass die geradezu gebetsmühlenartig vorgetragenen Empfehlungen zum Abbau herzgefährdender Risiken nur ungenügend umgesetzt werden. Die Bilanz der EUROASPIRE-II-Studie, durchgeführt in 15 europäischen Ländern, ist in der Tat unerfreulich: Jeder fünfte Infarktpatient raucht weiter, jeder dritte bringt weiterhin 15 bis 20 Kilogramm zu viel auf die Waage. Medikamente werden zwar fleißig verschrieben, doch nicht in der nötigen Dosierung und von den Patienten nicht konsequent eingenommen. Ratlosigkeit herrscht unter den Experten für Gesundheitsschutz, deren Mahnungen in den Wind gesprochen scheinen – einerlei, ob sie Ernährung, Fitness oder Nikotinabstinenz betreffen. Kopfzerbrechen bereitet vor allem die Vorbeugung der Herzinsuffizienz, da diese weltweit kontinuierlich zunimmt.

Nun kommt Motivation von Motiv, und bei einem solchen handelt es sich per definitionem um einen »Beweggrund für ein Verhalten, der bewusst oder unbewusst wirken kann«. Als solches liegen Motive jedem Handeln zugrunde. Auch dem Nichthandeln – selbst im Angesicht einer massiven Bedrohung der Gesundheit. Hinter der mangelnden Bereitschaft zur Veränderung der bislang gepflegten Lebensweise steht jedoch nicht etwa Disziplinlosigkeit oder Resignation. Vielmehr verbergen sich dahinter jene un-

Warum verhalten wir uns ungesund, wenn wir gesund werden oder bleiben wollen?

bewussten Motive, die so manchem Risikofaktor zu Grunde liegen und zur Erkrankung des Herzens beigetragen haben. Hier offenbart sich die immense Dimension, in der die Psyche das Herz schädigen kann. Die Beweggründe, die gegen eine Veränderung des Lebensstils plädieren lassen, sind innere Widerstände: Beweggründe, die »bewusst oder unbewusst wirken«.

Es handelt sich um tief verborgene Blockaden, die in der Lebensgeschichte des Patienten begründet sind und die er aus seiner bewussten Wahrnehmung ausgeklammert hat. Diese verdrängten Altlasten aus der eigenen Biographie können schwer auf dem Herzen liegen. Wenn auch nicht mehr tagtäglich und schmerzlich präsent, entfalten sie doch potente krank machende Wirkungen. Den im Laufe des Lebens angesammelten emotionalen Zündstoff aus seiner Verbannung im Unterbewusstsein hervorzuholen ist deshalb einer der wichtigsten Schritte zur Heilung des gekränkten Herzens.

Psychotherapie bei koronaren Herzerkrankungen

Aus den engen Zusammenhängen zwischen Herz und Psyche ergeben sich Konsequenzen für die Praxis: jene Strategien, aus denen das Paket zur Heilung des gekränkten Herzens geschnürt wird. Sie setzen an verschiedenen Ebenen an, um das Herz wieder in seinen gesunden Takt zu bringen.

Zum einen können durch die psychotherapeutische Betreuung Einstellungen und Verhaltensweisen, die wie geschildert als Risikofaktoren der Krankheit zu Grunde liegen können, erkannt und so weit als möglich aufgelöst werden. Weiteres Anliegen ist es, den Patienten bei der Krankheitsbewältigung und beim »Leben mit der Krankheit« im Alltag zu unterstützen. Darüber hinaus sollen durch Stressmanagement und Entspannungstechniken wie beispielsweise das Autogene Training die krank machenden Wirkungen von Stress reduziert werden. Im Zuge der Psychotherapie kann der Patient auch lernen, die Krankheit als Anlass zur Standortbestimmung zu nehmen – als gute Gelegenheit, den bisherigen Lebensstil zu überdenken und gegebenenfalls auch seine Positionen in Beruf und Partnerschaft neu zu definieren.

Da die psychischen und sozialen Hintergründe der Erkrankung individuell sehr unterschiedlich sind, kann an dieser Stelle auch kein allgemein zu empfehlender Therapiefahrplan ausgegeben werden. Denn von welcher Form der Psychotherapie ein Patient am meisten profitieren kann, ist je nach dessen Persönlichkeit und zugrunde liegender Problematik verschieden. Handlungsorientierte »Macher« werden sich sicherlich besser bei Therapien aufgehoben fühlen, in denen sie überwiegend selbst agieren sollen. Ist das Wesen hingegen eher von »Reaktion« als von

»Aktion« bestimmt, empfehlen sich Therapieformen, die den Patienten weniger zum konkreten Handeln fordern. Wegweisend zur Wahl der Therapieform werden auch gegenwärtig laufende Studien sein, die prüfen, bei welchem Persönlichkeitsprofil welche Maßnahme am meisten Erfolg verspricht.

Aus den genannten Gründen sind im Folgenden nur solche Zielsetzungen aufgeführt, die in der psychischen und sozialen Therapie von Herzpatienten verfolgt werden. Es handelt sich um Stationen auf dem Weg zur Gesundung von Herz und Seele, bei denen der eine länger, der andere kürzer verweilen wird.

Aus heiterem Himmel ...?

Herzkrankheiten erscheinen den Betroffenen oftmals wie der Blitz, der sie aus heiterem Himmel ereilt. Schließlich hat man so gesund gelebt, und nun diese Diagnose. Die Grundlagenforschung zur Psychologie des Herzens ist da jedoch anderer Ansicht. Deren Argumentation zufolge geht nämlich dem Ausbruch der Erkrankung eine Phase schwerer psychischer Belastung voraus. Eine Zeit, in der es vielleicht wiederholt zu Enttäuschungen und schmerzhaften Erfahrungen kam. Ist es für die Betroffenen aufgrund ihrer Charakterstruktur nicht möglich, ihre Gefühle zu zeigen oder auszuleben, ziehen sie sich innerlich zurück. Dies bewirkt eine immer stärkere Konzentration auf die erfahrenen Verletzungen. Der Gefühlshorizont engt sich mehr und mehr ein. Infolge dessen dringen nun auch in der Vergangenheit erlebte Kränkungen und Frustrationen wieder vermehrt ins Bewusstsein. Diese Spirale dreht und dreht sich – im Zentrum dieser Rotation steht die »vitale Depression«.

Deren Bezeichnung hat ihren guten Grund: die Übersetzung des Begriffs Vitalität lautet *Lebenstüchtigkeit*. In der Tat gehen die Betroffenen ihren täglichen Aufgaben mit gewohnter Tüchtigkeit nach und sind mithin vollkommen »unauffällig«. Die traumatische Situation wird demzufolge weder vom Patienten selbst noch von seiner Umwelt wahrgenommen. Erst in der akuten Phase der Erkrankung kommt die seelische Last zum Vorschein.

Bei mehr als der Hälfte der Patienten gründet die Erkrankung in Prozessen, die weit vor ihrem Ausbruch begannen.

Spurensuche

Der psychotherapeutischen Behandlung vorweg geht die Diagnosestellung. Ebenso wie bei der Behandlung der körperlichen Ursachen sollte schließlich geklärt sein, welche seelische Lasten auf dem Herzen liegen und es nachhaltig schwächen.

Den Auslöser für den emotionalen Stress auszumachen ist zweifelsohne ungleich schwieriger, als beispielsweise einen hohen Blutdruck zu konstatieren. Die Psyche und mehr noch das Unterbewusstsein lassen sich bei ihrem krank machenden Spiel nicht so einfach in die Karten schauen. Zudem treten psychische Störungen, besonders Depressionen, oftmals maskiert durch körperliche Symptome auf, was ihre Ortung weiter erschwert (siehe auch Seite 94). Nicht zuletzt spricht es sich wesentlich leichter über körperlichen als über seelischen Schmerz. Aus dem Bewusstsein zu verbannen, was die Psyche aus dem Gleichgewicht bringt, hat seinen Grund.

Die Detektivarbeit in der Psyche erfordert also Fingerspitzengefühl und Einfühlungsvermögen. Kardiologen wie

Psychotherapeuten wird deshalb angeraten, sich zur Ursachenfindung neben ausreichend Zeit auch genügend selbst zurückzunehmen. Wer mit Fragen bombardiert und im Gespräch dominiert wird, hat noch mehr Mühe, seine seelischen Nöte zu schildern. Die gebotene Zurückhaltung sollte allerdings auch nicht dazu führen, sich mit diffusen Aussagen zu begnügen. Oft bringt es auch einigen Erfolg, die nächsten Angehörigen zu befragen. Denn die Art und Weise, wie man sich im Alltag verhält, auf seine Umwelt zugeht und reagiert, entzieht sich bekanntermaßen oft der eigenen Wahrnehmung. Hilfreich ist auch die Sondierung des Umfelds des Patienten: Lebt er allein, welchem Beruf geht er nach, wie ist es um seine Partnerschaft bestellt, hat er einen Freundeskreis, wie ist das Verhältnis zu seiner Familie? Das soziale Netz zu beleuchten, von dem der Patient umwoben ist, bringt wertvolle Hinweise auf gesundheitliche Störfelder. Darum weiß man in den alten Medizinsystemen wie beispielsweise im Ayurveda, der traditionellen Medizin Indiens, bereits seit Jahrtausenden.

Unerlässlich ist die Spurensuche in der Biographie des Patienten. Was dessen Seele verdunkelt, sind wie erwähnt Kränkungen und unbefriedigte Bedürfnisse, die lange zurückliegen und sich meist in seinen Kindertagen abspielten.

Navigationshilfen

Die Orientierung im Geflecht des emotionalen Konfliktstoffes ist meist durch eine »schlechte Sicht« erschwert. Dem Piloten sollte deshalb im Cockpit geeignetes Gerät zur Navigation zur Verfügung stehen. Bei der Fahndung nach den psychischen Ursachen bietet von Expertenhand ausgearbeitete Interviewdiagnostik eine wertvolle Hilfe. Diese »Screenings« können viel zur Klärung der emotionalen Wetterlage beitragen. Mit dem »Hospital Anxiety and Depression Scale« (HADS) können beispielsweise etwaige Angststörun-

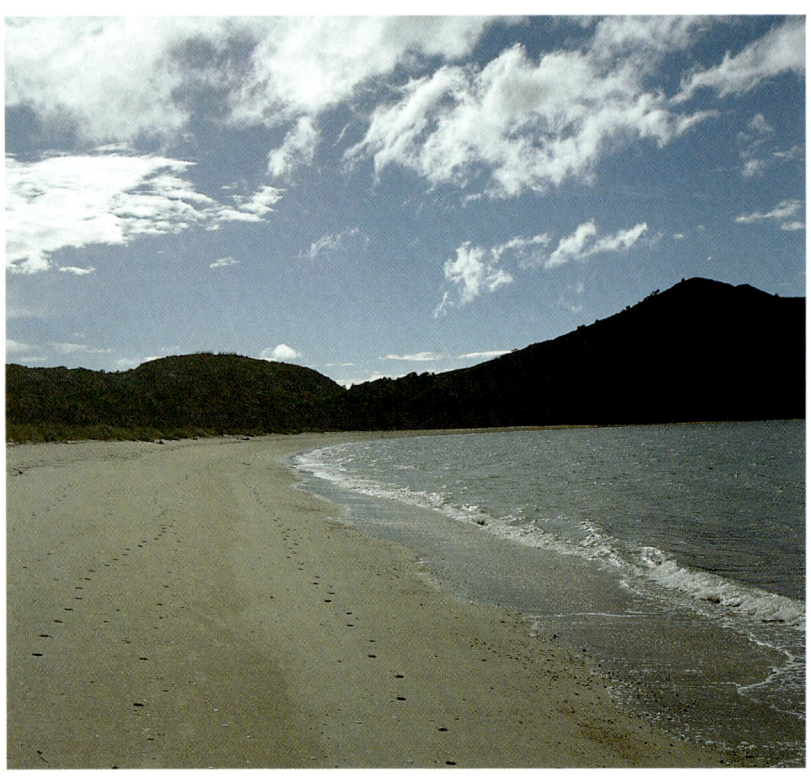

gen und Depressionen ausfindig gemacht werden. Diese und andere Diagnosehilfen sind einfach zu handhaben und wenig zeitaufwendig, wovon sowohl Patient wie Therapeut profitieren. Wissenschaftler aus Lübeck haben sich inzwischen auch daran gemacht, einen Fragebogen zu entwickeln: das »Lübecker Interview zum Psychosozialen Screening«, kurz LIPS genannt. Dieses orientiert sich ganz konkret an Faktoren wie berufliche Überlastung oder fehlender sozialer Rückhalt und erfasst so das Ausmaß an psychosozialen Risiken, dem der Betreffende ausgesetzt ist.

Haben sich schlüssige Anhaltspunkte für etwaige »psychische Krankheitserreger« ergeben, kann das weitere Vorgehen festgelegt werden.

INITIALE ZÜNDUNG

Angesichts der knapp bemessenen Zeit, die für die psychotherapeutische Behandlung in der Klinik bleibt, kann sie lediglich eine Initialzündung geben. Sowohl Einzelsitzungen als auch Gruppentherapien sollten jedoch in jedem Fall nach der Entlassung ambulant weitergeführt werden. Grundsätzlich übernehmen die Krankenkassen die Kosten dafür. Sie helfen ebenso wie kassenärztliche Vereinigungen auch auf der Suche nach erfahrenen und qualifizierten Psychotherapeuten weiter. Darüber hinaus empfiehlt es sich, Universitätskliniken zu kontaktieren. Denn zu ihnen gehören meist auch psychosomatische und psychotherapeutische Kliniken mit ambulanter Praxis.

Wege aufzeigen

Eigene Fähigkeiten und damit Lösungsansätze erkennen – dem Patienten dabei zur Seite zu stehen –, das ist Anliegen der »supportiven Psychotherapie«. Wie »supportiv« bereits andeutet, unterstützt der Therapeut den Patienten, Möglichkeiten zur Bewältigung seiner Situation zu erarbeiten. Zentrales Anliegen ist dabei, dem Patienten zu vermitteln, dass der Schlüssel zur Lösung seiner Konflikte in ihm selbst liegt.

Das schafft die Basis zum Einstieg in weiterführende psychotherapeutische Maßnahmen. Denn dies setzt beim Patienten den so wichtigen Erkenntnisprozess in Gang, dass er selbst aktiv aus seiner belastenden Situation herausfinden kann. Getreu dem Prinzip des Schneeballsystems, ist dies der erste Schritt auf dem Weg aus der Krise. Denn das Gefühl, Probleme bewältigen zu können, Anforderungen endlich gewachsen, anstatt ausgeliefert zu sein ist das, was emotionalen Stress abbaut. Und genau darum geht es schließlich.

Psychische Tretminen entschärfen

Einer der Eckpfeiler, auf dem die psychotherapeutische Behandlung von Herzpatienten aufbaut, ist, wie erwähnt, den emotionalen Zündstoff für die Krankheit entschärfen. Jene im Unterbewusstsein verborgenen Blockaden zu erkennen, die zur gegenwärtigen Situation beigetragen haben. Danach gilt es, gemeinsam mit dem Patienten Strategien zu erarbeiten, wie er die verdrängten Inhalte dieser Konflikte bewältigen kann – eine nicht gerade einfache Aufgabe, die sich die »psychodynamische Therapie« zum Ziel setzt. Doch sie schafft die Voraussetzungen, die krank machenden Verhaltensmuster zu bearbeiten. Sie schafft die Basis, auf welcher der Patient ein neues Bild von sich selbst entwerfen kann, das den bis dato unbefriedigten und nun bewusst gewordenen Bedürfnissen Rechnung trägt und sie in den Alltag integriert.

Aus der Opferrolle befreien

Charakteristisch für viele Herzpatienten ist das Gefühl der Ohnmacht. Es zieht sich wie eine roter Faden durch ihre Krankenkarriere. Gefangen in der tief wurzelnden Überzeugung, keinen Einfluss auf ihre Lebensgestaltung zu haben, empfinden sie sich als Opfer äußerer Umstände. Insbesondere depressive Herzkranke nehmen sich vielfach über dieses Bild der Wehrlosigkeit gegenüber ihrer Umwelt wahr. Die Opferrolle, in der sich der Patient auf der Bühne des Lebens sieht, wird durch den Ausbruch der Krankheit verständlicherweise noch schmerzlicher empfunden. Sich des Mantels der Hilflosig-

> Entscheidend ist, das eigene Potential zur Gesundung zu entdecken.

keit zu entledigen wird damit immer schwieriger. Diesen Zyklus versucht die Therapie zu durchbrechen. Zunächst, indem sie dem Betreffenden vor Augen führt, wie kontraproduktiv seine Sicht von sich und der Welt ist, indem sie ihm klarmacht, dass er sich damit nicht nur selbst in seiner Lebensentfaltung hindert, sondern sich auch in seinem Heilungsprozess im Weg steht.

Sind diese zerstörerischen Mechanismen erkannt worden, ist es möglich, sie in produktive Verhaltensweisen umzuwandeln. Es bedeutet, das automatisch abspulende Programm des hilflosen Opfers auszutauschen gegen konstruktive Handlungsansätze. Wo zuvor Negativität das Denken beherrschte, kann nun die Möglichkeit eines selbstbestimmten Lebens vor Augen stehen.

Soziales Netz neu knüpfen

Die Intensivierung des Netzwerks emotionaler Kontakte, von dem der Patient umgeben und bestenfalls getragen wird, erweist sich als medizinisch wirksam im besten Sinn. Ein guter seelischer Rückhalt, sei es in der Partnerschaft oder im Freundeskreis, ist eine wichtige Basis zur Gesundung.

Zur Anwendung dieser »Arznei« bedarf es ihrer Qualitätsprüfung vorweg. Soll heißen, sich zu fragen, welche Beziehungen man als stabilisierend und stützend, mithin als positiv empfindet und welchen man eher mit innerer Distanz begegnet. Jene Beziehungen, die am meisten innerlichen Halt geben, sollten gestärkt und vertieft werden. Andere hingegen, die sich als einseitig oder gar blockierend erweisen, sollten unter Umständen gelockert werden.

Flurbereinigung

Auf psychischen Stress, der im sozialen Umfeld des Patienten begründet ist, kann die Psychotherapie selbstverständlich nur wenig Einfluss nehmen. Dies betrifft allen voran die Schichtzugehörigkeit und die Risiken, die am Arbeitsplatz aufgrund der beschriebenen belastenden Konstellationen bestehen (siehe Seite 83 ff.). Auch bei Problemen in der Partnerschaft und mangelnden sozialen Kontakten lässt sich durch psychotherapeutische Maßnahmen nur bedingt eingreifen. Sie können dem Patienten allerdings wertvolle Rückendeckung geben und ihn zur »Flurbereinigung«, zur Klärung bestehender Konflikte ermutigen.

Zum Krisenmanagement am Arbeitsplatz appellieren Medizinsoziologen schon seit geraumer Zeit an die Arbeitgeber, diesen vermehrt unter gesundheitsförderlichen Gesichtspunkten zu gestalten. Das umfasst beispielsweise flexiblere Arbeitszeiten, die Einführung teilautonomer Gruppenarbeit sowie eine ausgewogenere Lohn-Leistungs-Relation.

Ein Blick hinter die Kliniktür

Wie sich ganzheitliche Behandlung von Herzpatienten in der Praxis gestalten kann, zeigt die Klinik Höhenried, die damit langjährige Erfahrung hat. Nahe Bernried am Starnberger See südlich Münchens gelegen, gehörte die Klinik für Herz- und Kreislaufkrankheiten mit zu den ersten, die ihre Patienten im Zuge eines interdisziplinären Netzwerkes behandelte. Seit 1993 wird hier auf Initiative des damaligen Ärztlichen Direktors Prof. Dr. med. Max J. Halhuber integrative Herztherapie praktiziert.

Den Auftakt bildet eine ausführliche Untersuchung des psychischen Befindens des Patienten. Dies geschieht in Anamnesegesprächen und durch Diagnostikverfahren wie die bereits erwähnte HADS-Skala. Grundsätzlich werden auch die soziale und die berufliche Situation erfragt, um etwaigen, darin begründeten emotionalen Konflikten auf die Spur zu kommen. Haben sich Hinweise auf psychische Störungen ergeben, erfolgt eine Überweisung an den Psychologen. Dieser klärt ab, ob der Verdachtsmoment begründet war oder nicht. Leidet der betreffende Patient an einer Depression, wird entsprechend therapiert. In leichten bis mittelschweren Fällen mit Johanniskraut-Extrakten, ansonsten mit synthetischen Antidepressiva.

Jeweils einmal wöchentlich findet ein psychotherapeutisches Einzelgespräch mit dem Patienten statt. Diese psychodynamische Therapie (siehe Seite 110) umfasst angesichts des in der Regel drei- bis vierwöchigen Klinikaufenthaltes meist nur drei bis vier Sitzungen – ein »Schnupperkurs« gewissermaßen, der sich allerdings als effektiver erweist, als man vermuten möchte. Denn er zeigt dem Patienten erste Möglichkeiten zur Verbesserung seiner emotionalen Situation auf: Lösungen, die er selbst aktiv mitgestalten kann. Dies hilft, die Schwelle zur Psychotherapie zu überwinden, und motiviert, sie auch nach der Entlassung weiterzuführen (siehe Seite 109).

Im Zuge der Einzelsitzungen arbeiten die Psychologen auch mit Gestalt- und Verhaltenstherapie sowie mit der so genannten systemischen Familienaufstellung. Letztere hat zum Ziel, etwaigen in der Familiengeschichte des Patienten liegenden Konfliktstoff aufzuspüren und zu bearbeiten.

Ebenfalls einmal die Woche trifft man sich zum »Round-Table«. Dabei kommen jeweils die Patienten einer Station zusammen, meist rund zwanzig an der Zahl. In diesen Gruppengesprächen berichten die Teilnehmer, moderiert von einem Psychotherapeuten, wie sie sich augenblicklich seelisch fühlen und wie sie mit der Bewältigung ihrer Krankheit zurechtkommen. Für die meisten Patienten ist dies nicht eben einfach, denn um vor anderen über sein Innerstes zu sprechen, gilt es einiges an Schwellenängsten zu überwinden. Doch die Erfahrung der Psychologen in Höhenried hat gezeigt, dass gerade in dem »an die Öffentlichkeit gehen« und im Austausch mit ebenso Betroffenen ein großes therapeutisches Potenzial steckt.

So manch einer kann sich freilich überhaupt nicht mit dem Gedanken an eine »psychologische Herzmedizin« anfreunden. Zu tief sitzen die Vorbehalte gegenüber dem »Seelenklempner«. Viele Patienten, ein häufiges Szenario beim Aufnahmegespräch, lassen auch durchblicken, dass es ihnen nicht so wichtig sei, ob sie eine psychotherapeutische Betreuung erhalten oder nicht. Schließlich seien sie »am Herzen erkrankt und nicht an der Seele«. Hier zeigt sich, wie groß die Informationsdefizite noch sind. Der Aufklärungsbedarf über die Brisanz psychischer und sozialer Risikofaktoren, das wissen nicht nur die Ärzte und Therapeuten am Starnberger See, ist enorm.

Neben den Gruppen- und Einzelgesprächen umfasst der Höhenrieder Behandlungsansatz auch eine Bewegungstherapie. Hier ist die Resonanz der Patienten besonders gut, denn beim gemeinsamen Sport fühlen sie sich gegenseitig motiviert. Außerdem existieren gegenüber Radfahren, Wassergymnastik und Wandern keine Berührungsängste: Das hat jeder schon einmal gemacht, ist als gesundheitsförderliche Maßnahme bekannt und entsprechend »akzeptabel«. Auf reges Interesse stößt auch Beratung über soziale Unterstützung: Finanzielle Hilfen, Anträge auf vorgezogenen Ruhestand und Umstrukturierungen des Arbeitsplatzes, wie etwa Teilzeitarbeit, sind Themen, die von den Patienten selbst nachgefragt und entsprechend erfolgreich umgesetzt werden.

Große Teilnehmerzahlen lassen sich auch stets bei den Kochkursen und Seminaren zur gesunden Ernährung verzeichnen, ebenso wie bei den weiteren Programmen zur Gesundheitsbildung: Stressmanagement und Vorträge zu krankheitsrelevanten Themen wie Schlafstörungen oder Blutdruckmessung zu Hause. Kurse zum Erlernen unterschiedlicher Entspannungstechniken wie Autogenes Training und Yoga ergänzen die Höhenrieder Herztherapie – zum ganzheitlichen Weg in ein gesünderes Leben.

Gemeinsam geht's besser

Gruppentherapien bieten auch außerhalb eines Klinikaufenthaltes eine gute Alternative zu Einzelbehandlungen. Nicht zuletzt auch, da diese teuer und Psychologenstellen Mangelware sind. Nach Ansicht von Psychologen sollten psychotherapeutische Gesprächsrunden drei- bis viermal wöchentlich abgehalten werden. Dies ist in der Praxis allerdings kaum durchführbar, weshalb die Gruppensitzungen in der Regel nur ein- bis zweimal wöchentlich stattfinden.

In den psychotherapeutischen Gesprächsrunden wird unter Leitung eines Psychologen der seelische Aspekt der Krankheit betrachtet und über das gesprochen, was vor dem Ausbruch der Erkrankung an psychischen Belastungen bestanden hat. Dazu müssen vom Patienten zunächst einige Hürden überwunden werden. Denn Themen anzusprechen, die man über Jahre hinweg vermieden und aus dem Bewusstsein ausgeklammert hat, sowie emotionale Defizite zu äußern, die man sich selbst kaum einzugestehen vermag, fällt verständlicherweise schwer. Nicht selten kehren Patienten der Gruppentherapie deshalb auch den Rücken oder verschließen sich in den Sitzungen gegenüber offenen Statements. Wer jedoch die Scheu, seine Verletzlichkeit zu zeigen, überwindet und sich dem Dialog stellt, profitiert von der Dynamik, die sich in der Gruppe entfaltet.

Tief gehende Probleme öffentlich bewusst zu machen, ist oft schwer.

Die bisherigen Ergebnisse sind viel versprechend: Den Patienten geht es nicht nur in psychologischer Hinsicht besser, sondern auch die körperliche Befindlichkeit wird positiv beeinflusst. Die Gesprächsrunden vermitteln das Gefühl der Zusammengehörigkeit und Geborgenheit. Nach eigenen Angaben erfahren die Teilnehmer durch die Gruppentherapie wertvolle emotionale Unterstützung – »social support« im besten Sinn. Man trifft sich regelmäßig in der gleichen Besetzung, lernt sich dabei nach und nach kennen und stellt fest, dass die anderen die gleichen Probleme zu bewältigen haben wie man selbst. Das gegenseitige »Offenbaren« der wunden Punkte verbindet. Die Gruppentreffen werden auf diese Weise zum wichtigen Bezugspunkt, der vorübergehend auch das gewohnte private Umfeld ersetzen kann.

Neben dem psychischem Background der einzelnen Teilnehmer werden in den Gruppensitzungen auch Themen behandelt wie beispielsweise der Umgang mit der Krankheit im Alltag, Entspannungstraining oder herzgesunde Ernährung. Zu diesen Diskussionsrunden finden sich jeweils wieder die gleichen Teilnehmer ein, was den Gruppeneffekt noch verstärkt.

Licht ins Dunkel der Seele

Angesichts der ursächlichen Zusammenhänge zwischen den Leiden des Herzens und den Leiden der Seele lässt sich nachvollziehen, warum der Behandlung von Depressionen, Angstzuständen und anderen psychischen Störungen eine so große Bedeutung zukommt. Denn falls sie nicht therapiert werden, verschlechtern sie die Heilungsaussichten ebenso wie die Prognose enorm. Nicht zuletzt auch deshalb, weil die für jeden Menschen belastende Krankheitssituation von depressiven Patienten oder jenen mit Angststörun-

gen noch negativer erlebt wird. Aufgrund ihrer Persönlichkeitsstruktur ist der erlittene Verlust an Vertrauen in die Leistungsfähigkeit des Körpers besonders gravierend, da ihre Verunsicherung und Selbstzweifel damit eine reale Bestätigung erfahren haben.

Zur Behandlung der leidenden Seele hat sich eine Kombination aus Psychotherapie und medikamentöser Therapie mit Antidepressiva am erfolgreichsten erwiesen. Bei 60 bis 80 Prozent der Herzpatienten sind die Depressionen leicht bis mittelgradig ausgeprägt. In diesen Fällen sind Johanniskraut-Extrakte die Therapie der Wahl. Diese pflanzlichen Arzneimittel haben ihre hohe therapeutische Wirksamkeit in zahlreichen Studien unter Beweis gestellt. Johanniskraut-Extrakte sind gut verträglich und gehen nicht wie synthetisch-definierte Antidepressiva mit der Gefahr der Abhängigkeit einher. Ebenso haben sie wesentlich weniger Nebenwirkungen, was gerade bei Herzerkrankungen ausschlaggebend für die Wahl des Arzneimittels ist. Die an die antidepressive Behandlung von Koronarpatienten gestellten Anforderungen erfüllen Johanniskraut-Extrakte mithin perfekt. Sie sind hochwirksam und führen zu einer deutlichen Verbesserung des psychischen Befindens. Zudem sind sie nebenwirkungsarm, insbesondere was negative Seiteneffekte auf das Herz anbetrifft.

Johanniskraut bringt Licht ins depressive Dunkel.

Bei schweren Depressionen empfehlen sich selektive Serotonin-Wiederaufnahme-Hemmer, kurz SSRI. Von den herkömmlichen trizyklischen Antidepressiva wird inzwischen abgeraten, da sie die Leistungsfähigkeit des Herzens ungünstig beeinflussen können. Die medikamentöse Behandlung sollte auch nach der vollständigen Rückbildung der depressiven Symptome noch über mindestens zehn Monate fortgeführt werden.

Auf dem Behandlungsplan von depressiven Herzpatienten sollte auch regelmäßiges Bewegungstraining stehen; im Rahmen, wie es der Gesundheitszustand des Herzens erlaubt (siehe Seite 152 ff.). Ergänzend zu diesen Strategien empfehlen sich soziale Maßnahmen, beispielsweise die gezielte Förderung von seelisch Halt gebenden Beziehungen.

Die Krise danach

Schwere Erkrankungen wie eine Herzschwäche und andere Herzkrankheiten bringen in vielen Fällen eine grundlegende Änderung des Selbstbildes mit sich. Diese bedeutet einen Bruch in der eigenen Biographie, der verdrängte Konflikte auf den Plan ruft und die bisherige Identität in Frage stellt: die »Krise danach«. Sie kann durchaus traumatische Züge annehmen und ist deshalb auch »Posttraumatische Belastungsstörung« benannt. Ein Phänomen, das nach emotional massiv belastenden Ereignissen typisch ist. Auch Überlebende von Attentaten, Flugzeugabstürzen und Erdbeben haben häufig noch Jahre mit dieser Traumatisierung zu kämpfen.

Wie stark der Leidensdruck der Patienten vor allem nach einem Infarkt ist, zeigt sich bedrückend anschaulich in ihren Beschreibungen über das Geschehen. Das Herz ist »geplatzt«, »zerrissen«, »in zwei Hälften zerteilt« ... Ausdruck der schweren Erschütterung des Betreffenden. Sie hat nicht nur sein Herz zerrissen, sondern seine Persönlichkeit in Einzelteile zerlegt. Alles, was bislang Halt gab, so das Empfinden, erwies sich als Illusion: Der Lebensmotor hat sein lebenserhaltendes Versprechen gebrochen. Dieses Stückwerk muss nach und nach wieder zu einem Ganzen zusammengefügt werden. Der Betreffende muss zu einem neuen Selbstverständnis und einer neuen Weltsicht finden.

Zu dieser schwierigen Situation gesellt sich eine weitere Belastung: die Gefahr eines erneuten Infarkts, der jederzeit eintreten und jederzeit tödlich enden kann. Eine permanente Drohung, die wie ein Damoklesschwert über dem Patienten schwebt.

Vor diesem Hintergrund lässt sich die Forderung verstehen, so bald als möglich mit psychotherapeutischem Krisenmanagement zu beginnen. Es kann die Schwere des Traumas mildern und einem emotionalen Rückzug vorbeugen. Auch psychischen Krankheiten wie Angstneurosen, die im weiteren Verlauf häufig auftreten, lässt sich damit entgegenwirken.

Abschied vom Nikotin

Soll die Gesundheit des Herzens erhalten oder wiederhergestellt werden, ist es unabdingbar, mit dem Rauchen aufzuhören. Dies gehört zu der ersten, weil wichtigsten Maßnahme zur Vorbeugung wie auch zur Behandlung. An dieser Stelle die zahllosen Grunde dafür zu nennen, erübrigt sich: Wie sehr und wodurch Nikotin zum Angriff auf die Gesundheit bläst, ist inzwischen jedem bekannt. Die Risiken des Rauchens haben uns zahllose Studien hinlänglich vor Augen geführt. Dennoch haben sich die Mahnungen zur Abkehr vom Qualmen als nicht so effizient erwiesen, wie zu wünschen wäre. Dem blauen Dunst zu entsagen ist ungeachtet aller Einsicht in dessen gesundheitlichen Zündstoff eine Aufgabe, vor der viele kapitulieren.

Was den guten Vorsätzen immer wieder einen Strich zu machen droht, sind nicht die körperlichen Entzugserscheinungen, denn die sind schon nach einigen Tagen der Abstinenz vergessen. Was wieder zur Schachtel greifen lässt, ist die Seele: Nikotinsucht ist eine rein psychische Abhängig-

keit. Das macht ihre Beendigung – man er-
innere sich an die Motive, die dem Rauchen
zu Grunde liegen können – eben gerade so
schwierig. Wer es nicht aus eigener Kraft
schafft, kann sich dabei unterstützen lassen. Von Akupunktur bis Verhaltenstherapie gibt es heute recht wirksame Hilfen. Al-

lerdings ohne Gewähr: Die Rückfallquote ist ebenso hoch
wie bei jenen, die sich allein von der Sucht freischwimmen.
Die besten Chancen, an das andere Ufer zu kommen und
nicht wieder umzukehren, ergeben sich durch eine Richtungskorrektur auf einer tieferen, seelischen Ebene.

Die Standhaftigkeit wird gerade in der ersten Zeit immer wieder durch die berüchtigten »schwachen Momente«
gefährdet. Diese kritischen Augenblicke gilt es zu meistern,
denn oftmals führt schon eine einzige Zigarette zum Wie-
dereinstieg in das Raucherdasein. Der Willenskraft förderlich sind Sport und Kneippen sowie vor allem ausreichend
Schlaf. Gerade in der Übergangszeit ist man häufig müde,
da die anregende Wirkung des Nikotins fehlt. Diesem Bedürfnis nach Ruhe sollte man nachgeben, denn wer über-
müdet ist, ist rückfallgefährdeter.

Weiterhin unterstützend zu Beginn der Nichtraucher-
karriere ist es, viel zu trinken. Eine höhere Flüssigkeitsauf-
nahme wirkt anregend und konzentrationsfördernd, was
durch den Wegfall des Nikotins oft erforderlich ist. Zudem
werden über die vermehrte Flüssigkeitszufuhr die »Restbe-
stände« der Raucherzeit aus dem Körper geschwemmt.
Ebenso sollte sich der Speiseplan gerade jetzt aus viel Obst
und Gemüse zusammensetzen. Denn dies, so hat sich gezeigt, mindert die Lust aufs Nikotin. Empfehlenswerte Geh-
hilfen auf dem Weg ins Nichtraucherleben sind darüber
hinaus Yoga, Meditation und Autogenes Training (siehe
Seite 129 f.).

Wer stark geraucht hat, kann die schlimmste Phase der ersten Wochen auch durch Nikotinpflaster oder -kaugummis überbrücken. Bewährt haben sich außerdem medikamentöse Hilfen; hierzu sollte man sich vom Arzt eingehend beraten lassen. Vorsicht ist allerdings geboten bei Aufputschmitteln sowie Antidepressiva, um nicht vom Regen in die Traufe, sprich von einer Sucht in die nächste zu kommen.

Wer sich nicht zum Nichtrauchertum aufraffen kann, sollte es sich wenigstens zur Gewohnheit machen, täglich 200 mg Vitamin E und 250 bis 500 mg Vitamin C einzunehmen. Mit der Zufuhr dieser beiden antioxidativen Vitamine (siehe Seite 145) lassen sich die schlimmsten Auswirkungen des Rauchens ein wenig abmildern.

Medikamentöse Behandlung

Es folgt nun ein kurzer Überblick über jene Medikamente, die heute in der Behandlung der Herzschwäche und anderer Herzkrankheiten zur Anwendung kommen. Der Therapie und Vorbeugung mit *Weißdorn-Extrakt* widmet sich dann im Besonderen das letzte Kapitel des Buches.

ACE-Hemmer

Diese Stoffe hemmen ein körpereigenes Enzym, das Angiotensin Converting Enzym, daher ACE-Hemmer genannt. Wie »converting« bereits erahnen lässt, geht es hier um eine Verwandlung. Und tatsächlich baut ACE das Hormon Angiotensin I in Angiotensin II um. Wird diese Metamorphose allerdings unterbunden, senken sich Blutdruck und Gefäßwiderstand. Das wiederum entlastet den Herzmuskel, wodurch er seine Pumpleistung erneut steigern kann und weniger Sauerstoff verbraucht. Das ist der Grund, weshalb diese Medikamente eine breite Anwendung in der Therapie von Herzinsuffizienz und anderen Herzerkrankungen finden.

Allerdings ist all dies nicht frei von Risiken: ACE-Hemmer entfalten eine Reihe unangenehmer Nebenwirkungen. Vor allem zu Beginn der Einnahme treten als Reaktion auf den gesenkten Blutdruck vielfach Müdigkeit, Schwindel sowie Kopfschmerzen auf. Häufig zu beobachten ist auch ein trockener Husten infolge der Einnahme dieser Arzneistoffe.

Acetylsalizylsäure

Ein arzneilicher Wirkstoff, der in nahezu jeder Hausapotheke zu finden ist und den fast jeder schon einmal eingenommen hat. Acetylsalizylsäure, den meisten besser bekannt unter dem Handelsnamen Aspirin, dient eigentlich der Entzündungshemmung und der Schmerzlinderung, allen voran bei Kopfschmerzen. Letzterem Anwendungsgebiet hat die Substanz ihre große Bekanntheit zu verdanken.

Die potente Säure, die im übrigen ursprünglich aus der Weidenrinde stammt und heute synthetisch im Labor nach natürlichem Vorbild hergestellt wird, hat jedoch noch eine Nebenwirkung, ausnahmsweise jedoch eine erwünschte: Sie verbessert die Fließeigenschaften des Blutes. Acetylsalizylsäure macht das Blut dünnflüssiger, wodurch sie einer Verklumpung der Blutplättchen, der Aggregation der Thrombozyten, entgegenwirkt. Dabei handelt es sich um jene gefürchteten Blutgerinnsel, die unter anderem zum Verschluss der Herzkranzgefäße führen und, wie erwähnt, auf diese Weise einen Herzinfarkt auslösen können. In Studien wurde die gute herzschützende Wirkung hinreichend belegt. Die hierzu empfohlene Dosierung von ASS, kurz für den Weidenrindenstoff, beträgt zwischen 75 und 100 mg täglich.

Beta-Blocker

Genau genommen heißen sie Beta-Rezeptorenblocker, worin sich auch ihr Effekt ausdrückt. Sie hemmen die an den Herz- und Gefäßwänden liegenden Beta-Rezeptoren: Empfangsstationen für die beiden Hormone Adrenalin und Noradrenalin, die der Körper unter anderem bei Stress vermehrt ausschüttet. Diese Botenstoffe docken an den Beta-Rezeptoren an und aktivieren auf diese Weise den Sympathikus. Wie erwähnt, ist eine übermäßige Aktivität dieses Nervensystems ursächlich für einen erhöhten Blutdruck und eine zu hohe Herzfrequenz.

Werden die beiden Stresshormone jedoch in ihrem Wirken behindert, indem sie nicht mehr in ihre Häfen – die Beta-Rezeptoren – einlaufen können, lässt sich das Herz schützen. Durch diese Blockade senkt sich der erhöhte Blutdruck und eine unerwünschte Beschleunigung des Herzschlags wird verhindert. Beides senkt den Sauerstoffbedarf des Herzens und nimmt dem Herzmuskel damit Arbeit ab. Diesen Effekten haben Beta-Blocker ihren hohen Stellenwert in der Therapie der Herzschwäche wie auch anderer Herzkrankheiten, vor allem der Angina pectoris, zu verdanken. Doch auch hier bleiben unerwünschte Wirkungen nicht aus: Die Liste der Nebenwirkungen auf dem Beipackzettel ist lang.

Digitalis-Präparate

Die Wirkstoffe von Digitalis purpurea, dem Roten Fingerhut, sind der Prototyp der Arzneimittel gegen Herzinsuffizienz. Die herzstärkende Wirkung des Fingerhuts wurde 1785 durch den englischen Mediziner William Withering publik. In *Fox glove and its medical uses (Fingerhut und seine medizinischen Anwendungen)* wies der Arzt erstmals auf die harntreibenden und herzstärkenden Eigenschaften der Pflanze hin. Er hatte in 163 Fallstudien beobachtet, dass sich die Herzfrequenz unter der Gabe von Digitalis verlangsamt. Seit den 1930er-Jahren werden die Wirkstoffe des Fingerhuts im Labor nach dem Vorbild der Natur auch synthetisch hergestellt und bis heute zur Therapie der Herzinsuffizienz eingesetzt.

Diuretika

Dabei handelt es sich um harntreibende Mittel, welche die Wasserausscheidung aus dem Körper fördern. Dadurch kann ein zu hoher Blutdruck wirksam gesenkt und das Herz entlastet werden. Wegen des gesteigerten Wasserverlusts bewirkt

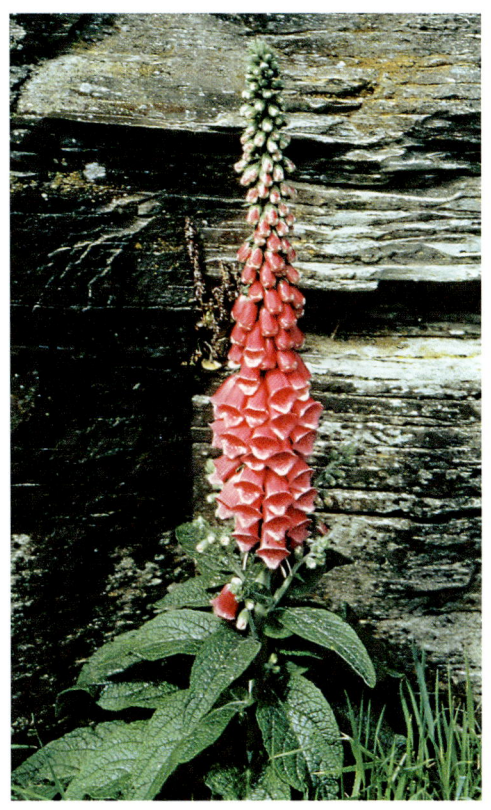

Roter Fingerhut (Digitalis purpurea)

die Einnahme von Diuretika allerdings ein verstärktes Durstgefühl und Mundtrockenheit. Zu berücksichtigen ist jedoch vor allem, dass mit dem Wasser auch wichtige Mineralsalze aus dem Körper geschwemmt werden, insbesondere Kalium – Hintergrund einer häufigen Nebenwirkung dieser Medikamente, nämlich nächtliche Wadenkrämpfe und bisweilen auch Magen-Darm-Störungen. Deshalb ist bei Diuretika die gleichzeitige Einnahme eines Kalium-Präparates angezeigt.

Leichten Herzens

Um das Herz zu erleichtern, gilt es, das abzubauen, was am meisten auf ihm lastet: psychischen Stress. Nun ist das Gegenteil von Anspannung die Entspannung und damit jener Zustand, den es in regelmäßigen Abständen zu erreichen gilt. Nicht nur im Dienste der Gesundheit des Herzens. Auf den ersten Blick eine einfache Übung, möchte man meinen. Schließlich existiert in allen Kulturkreisen ein archaisches Wissen darum, wie Ruhe und Erholung zu finden sind. Auf Grund dessen etablierten sich quer durch die Epochen die verschiedensten Praktiken, die dem Organismus Schutz vor Überlastung gewähren. Deren Palette reichte vom Meditieren bis hin zum Genuss entspannender Drogen.

Wir haben die Kunst der Muße indessen fast verlernt. Besonders Herzpatienten haben oftmals ihre Schwierigkeiten mit dem Ausspannen. Was ihr Herz stärken und heilen könnte, ist genau das, was ihnen schier unmöglich scheint.

Die Kunst des Müßiggangs will – wieder – gelernt sein.

Bei der Verwirklichung des Prinzips Entspannung kommt es wesentlich darauf an, sie nicht als für sich stehende »Antistressmaßnahme« zu begreifen. Vielmehr gilt es, Entspannung zu kultivieren – im Zuge einer Lebensführung, die sich einem gesundheitsbewussten Umgang mit sich selbst verschrieben hat. Müßiggang lässt sich auch als eine Art Ritual begreifen, das ähnlich wie die Körperpflege seinen festen Platz im täglichen Leben erhält. Auch die Seele will täglich gepflegt werden.

Stressmanagement: von der schwierigen Kunst des Müßiggangs

Stress ist das Ergebnis dessen, wie Anforderungen wahrgenommen und anschließend bewältigt werden, was demzufolge individuell sehr unterschiedlich geschieht. Um die potente Gefahr reduzieren zu können, ist es unerlässlich, zu erfassen, wie Stress jeweils erlebt wird. Denn »die Umwelt lässt sich nicht verändern, wohl aber das Verhältnis dazu«. Ein Satz, den man sich im Bemühen um Stressabbau immer wieder ins Gedächtnis rufen sollte. Die Verarbeitung von Stress ist jener Parameter, auf den am besten Einfluss zu nehmen ist: Abbau von Stress bedeutet Aufbau persönlicher Fähigkeiten, mit alltäglichen Belastungen effektiver umzugehen.

Die zur besseren Bewältigung von Stress erforderlichen Änderungen des Verhaltens sind also genau genommen Änderungen der Einstellung: zur Umwelt, zu sich selbst und zu den eigenen Wertvorstellungen. Grundlegende Voraussetzung dafür ist, nach den konkreten Ursachen zu fahnden, die dem persönlichen Stress zugrunde liegen. Nicht umsonst beginnen Programme zum Stressabbau mit der Maßgabe an die Teilnehmer, sich Fragen zu stellen wie beispielsweise:

- Wie realistisch sind die Ziele, die ich mir stecke?
- Habe ich mir vieles unnötig schwer gemacht?
- Welche Aufgaben fallen mir in ihrer Durchführung besonders schwer?
- Wo verausgabe ich mich umsonst?
- Versuche ich dort perfekt zu sein, wo es vielleicht gar nicht erforderlich ist?
- Stört mich, was nicht durch mich beeinflussbar ist?
- Ärgert mich, was ich ändern könnte, ich aber nicht versuche, durchzusetzen?

Diese und andere Fragestellungen können helfen, zunächst für sich selbst den Quell der 1000 Volt zu finden, die Herz und Psyche täglich unter Hochspannung setzen. Haben sich Anhaltspunkte dafür ergeben, lässt sich daran gehen, ein »wirtschaftlicheres« Konzept zur Gestaltung des Alltags zu erstellen. Ziel ist, den eigenen Weg für sich zu finden, wie mit Stresssituationen auch langfristig besser umzugehen ist. Das beinhaltet auch, sich Gedanken über eine effektive Zeiteinteilung zu machen und zu überlegen, wo Energieressourcen sinnvoller einzusetzen sind.

Wichtig ist darüber hinaus, sich über seine übliche Stressreaktion in belastenden Situationen klar zu werden. Ebenso empfiehlt es sich, eine Bestandsaufnahme dahin gehend vorzunehmen, was bereits zur Stressbewältigung unternommen wird. Daran können dann weitere Strategien anknüpfen. Anbei einige Botschaften, die Stresstherapeuten ihren Patienten zur besseren Stressbewältigung mit auf den Weg geben und über die es sich lohnt, nachzudenken:

- liebevoller Umgang mit sich selbst
- guten Kontakt mit anderen Menschen pflegen
- Lebensrhythmus ordnen
- Ausgewogenheit zwischen Anspannung und Entspannung suchen
- Muße finden und Genießen lernen
- Unveränderliches akzeptieren
- sich erreichbare Ziele setzen

Kultur der Entspannung

Entspannung kann man nicht *wollen*, sondern nur *zulassen*. Doch viele Menschen müssen erst lernen, wie dieses »Entspannen« eigentlich geht, und dies gehört – so eigenartig es klingt – zu den schwierigsten Übungen. Wer stets aktiv und leistungsbereit sein muss, beziehungsweise glaubt, sein zu müssen, hat verständliche Mühe damit, exakt das Gegenteil davon zu tun. Zu groß ist die Angst vor dem Damokles-schwert »mangelnde Anerkennung«, das sich herabsenkt, sobald der lang gehegte Wunsch nach Ruhe sich anschickt, wahr zu werden.

Der Abbau von Stress kann deshalb beinahe als Verlust empfunden werden. Als Verlust der Kontrolle über sich und die Umwelt, der geradezu Entzugserscheinungen hervor-ruft, jenes Phänomen, dass sich oft zu Beginn des Urlaubs oder an Wochenenden einstellt, wenn der Schalter auf »Er-holung« umgelegt werden soll. Dass die Rate an Herzinfark-ten und gefährlichen Komplikationen gerade in solchen Zeiten steigt, kommt nicht von ungefähr. »Wenn ich hier nicht gefordert bin, wo ist dann mein Platz?« Zu alledem ge-sellt sich die Gefahr, dass sich durch Entspannung die emo-tionalen Wellen glätten und Gedanken an die ruhigere Oberfläche trudeln, die man lieber weiter im Verborgenen sehen würde.

Bis das Tabu »Ruhe gönnen« gebrochen werden kann, vergeht geraume Zeit, wie zahlreiche Stresstherapeuten be-stätigen. Ein oft über Jahrzehnte abgespultes Programm lässt sich eben nicht von heute auf morgen ändern. Wird dies nicht akzeptiert, kann das Bemühen um Stressabbau dann genau das Gegenteilige bewirken: erneute Anspan-nung. Es ist also ratsam, sich auf einen längeren, aber wirk-sameren Veränderungsprozess einzulassen.

Stärkung der »Stresskompetenz«

Ebenso wie es unterschiedliche Bewegungstypen gibt, spricht jeder Mensch auf andere Erholungsstrategien an. Es gilt also, für sich persönlich herauszufinden, was am besten dazu angetan ist, den rotierenden Sympathikus zu bremsen und so den Herzmuskel zu entlasten. Allgemein zu empfeh-len, da vielfach bewährt, ist das Autogene Training. Dabei geht es um eine Form der aktiven Entspannung, die den Bedürfnissen des Herzpatienten sehr gut entgegenkommt. Autogenes Training lässt den Atem ruhiger werden, Herzfrequenz und Blutdruck sinken. Um diese Technik zu erlernen, bieten heute viele Kliniken Kurse an. Ansonsten empfiehlt sich, Veranstaltungen der Volkshochschule zu besuchen, die meist recht gut und dabei nicht teuer sind. Alternativ eignen sich Anleitungen auf Kassette, CD oder Video, die allerdings die nötige Konsequenz zum täglichen Üben voraussetzen.

Für die mehr »bewegten« Typen, derer es besonders unter Menschen mit Herzproblemen nicht wenige gibt, ist die »Progressive Muskelentspannung« nach Jacobsen oft noch besser geeignet. Dabei wird die Seele durch gezieltes An- und anschließendes Entspannen bestimmter Muskelgruppen zur Ruhe geführt. Zur Muskelrelaxation werden heute ebenso Kurse angeboten. Auch Kassetten, CDs und Videos sind dazu auf dem Markt.

Wer es exotischer mag und vielleicht ohnedies einen Hang zur fernöstlichen Kultur hat, kann auch durch Yoga und Meditation zur Entspannung finden. Die Körperübungen aus dem Hatha-Yoga und auch das stille Versenken beim Meditieren lassen Körper und Geist leichter zur Ruhe kommen. Wie gut das fürs Herz ist, haben Studien belegt: Meditation oder Yoga beispielsweise senken den HDL-Cholesterinspiegel und den Blutdruck.

Kleine Fluchten

Der Hamster im Laufrad weiß es besser: Wenn er müde ist vom vielen Strampeln, legt er sich in sein Häuschen und schläft. Wir Menschen hingegen, diktiert von Zeitdruck und Terminen, kreisen ständig weiter im Getriebe des Alltags. Warum sich nicht ein Beispiel nehmen und in der Tretmühle kurz innehalten? Solche Auszeiten können zum Beispiel ein Spaziergang um den Häuserblock oder ein Espresso in

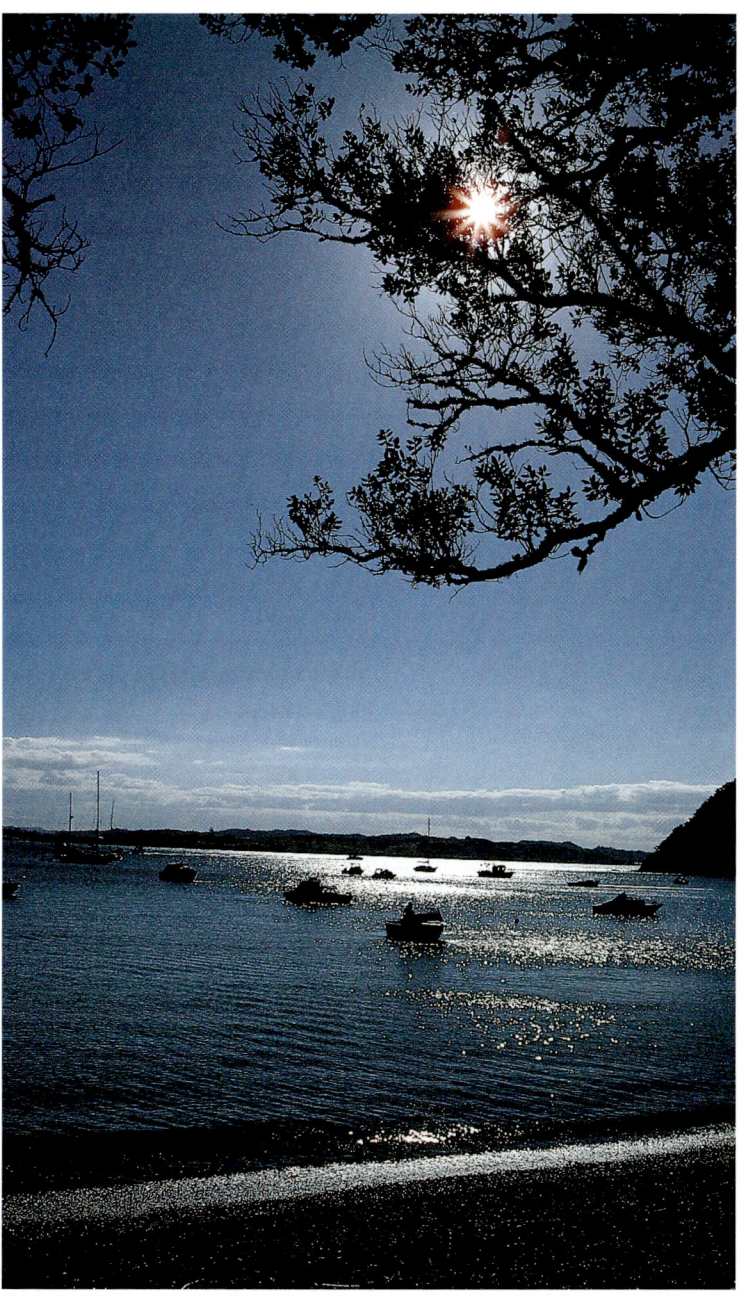

der Cafeteria um die Ecke sein. Morgens geht man vielleicht einmal einen anderen Weg ins Büro. Nach Feierabend lassen sich bei einer Spritztour mit dem Fahrrad oder einem Abstecher ins Café wunderbar die Ereignisse des Tages verarbeiten.

Der geringe Aufwand solcher kleinen Fluchten verhält sich umgekehrt proportional zum Gewinn an Lebensfreude: Der nämlich ist groß. Und davon profitiert das Herz enorm.

Die Kraft positiver Gedanken

Kein schöngeistiges Konstrukt: Wer viel klagt, zu Pessimismus neigt und häufig Unangenehmes im Kopf hat, geht ein gesundheitliches Risiko ein. Wie sich in Untersuchungen zeigte, setzen negative Gefühle, ob Trauer, Wut oder Angst, die Schlagkraft des Immunsystems herab und schwächen die körpereigenen Schutztruppen gegen freie Radikale. Denn diese Empfindungen führen zur Ausschüttung von gesundheitsschädigenden Neuropeptiden sowie des Stresshormons Adrenalin. Wie sehr der Adrenalin-Kick, falls wiederholt und lang anhaltend, dem Herzen zusetzt, wurde bereits dargelegt (siehe Seite 66 ff.). Angenehme Gedanken lassen dagegen die Selbstheilungskräfte in die Höhe schnellen und stärken das Immunsystem. Der schöne Nebeneffekt: Optimisten erfreuen sich nicht nur besserer Gesundheit und bleiben länger jung, sie sehen auch länger so aus.

Emotionen statt Pillen

Die Zufuhr von Streicheleinheiten wirkt ebenso gesunderhaltend: Berührungen lösen eine Kaskade von Neurotransmittern und Hormonen aus. Diese Botenstoffe setzen ihrerseits eine Kettenreaktion positiver Effekte auf Körper und

Seele in Gang. Die körpereigene Alchemie wird inzwischen zur sanften Therapie, allen voran jener des Herzens propagiert: Weder Ernährung, Bewegung noch selbst die Erbanlagen beeinflussen unsere Gesundheit so sehr wie die Liebe, so die These.

Emotionen statt Pillen – das ist nicht aus der Luft gegriffen. Die Stoffe, aus denen die Lust ist und die die Liebe mitunter zur Sucht werden lassen können, sind wirksame körpereigene Arzneien; nicht nur für Herz und Psyche. Um deren Wohlergehen macht sich vor allem das Hormon Oxytocin verdient, dessen Konzentration bei zärtlichen Berührungen sprunghaft ansteigt.

Liebe stärkt das Herz.

In Mengen strömt es durch das Blut und überbringt dabei nicht nur sinnenfrohe, sondern auch hochgesunde Botschaften im gesamten Körper. Oxytocin mindert nachhaltig Stress und dessen negative Auswirkungen, reduziert Angst und Anspannung und wirkt beruhigend. Ebenso steigert es die Aktivität des Immunsystems und beschleunigt Heilungsprozesse. Dabei wirkt das Agens der Passion nicht nur unter solcherart verbundenen Partnern, sondern ganz allgemein im zwischenmenschlichen Bereich. Wissenschaftler gehen heute davon aus, dass neben körperlichen auch verbale Streicheleinheiten emotionalen Stress abbauen.

Ein emotionsbetonterer Umgang miteinander hält übrigens nicht nur im Herzen jung, sondern verlangsamt auch den Alterungsprozess. Wenn das keine guten Argumente sind, ein wenig netter zueinander zu sein ... Womit wir zu einem Aspekt kommen, der alle angeht, bislang jedoch wenig Beachtung fand: Sexualität bei Herzpatienten.

Die unbegründete Angst vor dem Liebestod

Petite mort, der »kleine Tod«, nennen ihn die Franzosen. Die Befürchtung, dass er tatsächlich ihr Tod sein kann, ist unter Herzpatienten weit verbreitet: Der sexuelle Höhepunkt erscheint so manchem als großes Risiko. Und was vielen die Lust an der Lust zusätzlich verdirbt, sind die Herzattacken, mit denen eine weltweit bekannte Potenzpille traurige Schlagzeilen machte. Keine Frage: Herzerkrankungen sind eine Kampfansage an die Libido. Denn alle bekannten Risikofaktoren für diese Krankheiten leisten auch sexuellen Störungen Vorschub, bei Männern ebenso wie bei Frauen.

Darüber hinaus sehen sich Herzpatienten, zumal nach einem Infarkt und bei einer Herzinsuffizienz, mit einem gravierenden Einschnitt in ihr bisheriges Leben konfrontiert. Sie befinden sich in einer neuen Lebenssituation, die sich zwangsläufig auch auf das intime Leben auswirkt. Bei bis zu zwei Drittel der männlichen Patienten stellen sich nach dem Herzinfarkt Probleme mit der Libido ein. Deren Schwund ist keinesfalls temporär auf die Zeit der Rekonvaleszenz nach dem Klinikaufenthalt beschränkt, sondern anhaltend. Nur knapp ein Drittel der betroffenen Frauen sehen die Sexualität ihres Partners als nicht beeinträchtigt an.

Auch durch Begleiterkrankungen wie Diabetes mellitus sowie Medikamente zur Senkung des Blutdrucks, insbesondere Beta-Blocker, wird das Stehvermögen ins Wanken gebracht. Was die Lenden jedoch am meisten erlahmen lässt, sind psychische Lasten, allen voran Depressionen und Angststörungen (siehe Seite 87 ff.). Die Erfahrung der ermattenden Herzkraft oder gar des Herzstillstandes lässt auch das Vertrauen in die sexuelle Potenz schwinden. Addieren sich dazu vorübergehende oder endgültige Berufsunfähigkeit, wachsen die Gefühle des Versagens weiter. Der ideale Nährboden für Frust mit der Lust.

Ungeachtet der großen Zahl der Betroffenen, zwei Drittel der Patienten sind nicht eben wenig und schon gar nicht zu vernachlässigen, geschieht genau das – nämlich nichts. Aufklärung über eventuell bestehende Risiken durch Sex findet so gut wie nicht statt. Weder in den Kliniken noch in der Hausarztpraxis kommt dieses Thema zur Sprache. Schweigen herrscht bei Medizinern wie Patienten.

Der Informationsbedarf ist nach eigenen Angaben der Betroffenen enorm und dass er nicht erfüllt wird, in mehrfacher Hinsicht prekär. Denn ein erfülltes und befriedigendes Sexualleben fördert das durch die Krankheit angeschlagene Selbstvertrauen und gibt das gute Gefühl der wiederkehrenden Gesundheit: »sexual healing«, mit erwünschten Nebenwirkungen auch für die Partner. Aufklärung tut also auch aus medizinischen Gründen dringend Not, um die unbegründete Angst vor dem »Liebestod« zu verringern. Denn die Risiken sind wesentlich geringer als weithin vermutet.

»Mit der Ehefrau nach sechs Wochen, mit der Geliebten nach sechs Monaten«

So lautete einst die Antwort eines US-amerikanischen Kardiologen auf die Anfrage seines Infarktpatienten, wann er wieder Sex haben dürfe. Kein Bonmot, sondern wissenschaftlich fundiert. Schließlich werden Studien zu den verschiedensten Fragestellungen durchgeführt, glücklicherweise auch zu dieser sehr praxisrelevanten. Heraus kam, dass nur ein Promille aller plötzlichen Herztode während des Sex eintrat. Diese seltenen Fälle stellten sich dann fast ausschließlich bei außerehelichem Verkehr ein. Das Risiko eines Re-Infarktes oder einer tödlichen Komplikation liegt demnach in der psychisch belastenden Situation des

Fremdgehens begründet und weniger in der körperlichen Belastung durch den Sex. Wie dieser Befund nun in der Praxis umzusetzen ist, bleibt jedem Patienten selbst überlassen.

Zu empfehlen sind außerdem Positionen, die man vor dem Eintritt der Krankheit schätzte, um anstrengende Stellungen zu vermeiden. Nach ausgedehnten Freuden bei Tisch sollten diejenigen zu Bett ein wenig warten. Das Gleiche gilt auch nach ausgiebigem Alkoholgenuss. Weitere Gegenanzeigen sind Zeitdruck und Müdigkeit, doch das schmälert die Lust ja meist ohnehin.

Sauna

Ein bekanntermaßen wirkungsvolles Kreislauftraining und entspannend zugleich sind Saunabäder. Entsprechend stellt sich die Frage, ob auch Herzkranke von diesen Wirkungen profitieren können. Absolut tabu ist Saunabaden in den ersten drei Monaten nach einem Herzinfarkt oder einer Bypassoperation. Das Gleiche gilt bei Herzinsuffizienz in den Stadien III und IV und bei nicht ausreichend behandeltem Bluthochdruck.

Sind die genannten Punkte ausgeschlossen, können auch Herzpatienten saunen, wenn sie dabei Folgendes berücksichtigen: Nur auf den unteren Bänken aufhalten, keine Aufgüsse und Kälteanwendungen, wie kaltes Abduschen und Tauchbecken. Hier kann es schon bei Gesunden zu einem erheblichen Anstieg des Blutdrucks kommen. Nach dem Schwitzen heißt es »Teilabkühlung«. Zuerst durch einige Schritte in der frischen Luft, dann kurz unter die nicht zu kalte Brause. Anschließend mit dem Schlauch von den Beinen beginnend über die Arme zum Rumpf hin kalt abduschen. Wichtig sind auch lange Ruhepausen zwischen den

Saunagängen. Prinzipiell sollte man nicht mehr als zwei Gänge und diese jeweils nicht länger als zehn Minuten durchführen.

Vorsicht sollten auch jene Patienten walten lassen, die vor ihrer Erkrankung keine Saunagänger waren. Hier sollte jeweils der Arzt befragt werden, ob er Sauna für vertretbar hält.

Essen, was das Herz begehrt

Der Blick auf Europas Teller brachte es ans Licht: In jenen Ländern, in denen die traditionelle mediterrane Küche gepflegt wird, ist die Rate an Erkrankungen von Herz und Kreislauf deutlich niedriger als in anderen Regionen.

Zu dieser Erkenntnis kam die Wissenschaft durch groß angelegte Ernährungsstudien, wie unter anderem die »Sieben-Länder-Studie«. Beim grenzüberschreitenden Topfgucken zeigte sich bereits in den 1970er-Jahren, dass zwischen Nordeuropa und den Mittelmeerländern deutliche Unterschiede hinsichtlich der Gesundheit des Herzens bestehen. Heute gilt die mediterrane Ernährung als eine der besten Maßnahmen, um koronaren Herzerkrankungen vorzubeugen, und für Herzpatienten als ideale »Krankenkost«. Letzteres steht dabei bewusst in Anführungszeichen. Denn was traditionell in den Ländern rund um das Mittelmeer auf die Teller kommt, macht »essen, was das Herz begehrt« zum Vergnügen und kann mit gutem wissenschaftlichen Gewissen wörtlich genommen werden. Die mediterrane Küche ist das beste Beispiel dafür, dass Lebensfreude und Genuss mit großem gesundheitlichen Wert Hand in Hand gehen können.

Warum man am Mittelmeer so gesund is(s)t

Das gesundheitliche Potenzial der traditionellen Ernährungsweise in Südeuropa, insbesondere in Süditalien und Griechenland, resultiert vor allem aus der Zusammenstellung des Speiseplans dieser Länder. Dieser zeichnet sich durch eine Vielfalt pflanzlicher Lebensmittel wie Brot und Teigwaren, Gemüse, Salat, Obst und Nüsse aus. Sie machen den Löwenanteil dessen aus, was täglich auf den Tisch kommt. Fisch und Geflügel werden mehrmals wöchentlich,

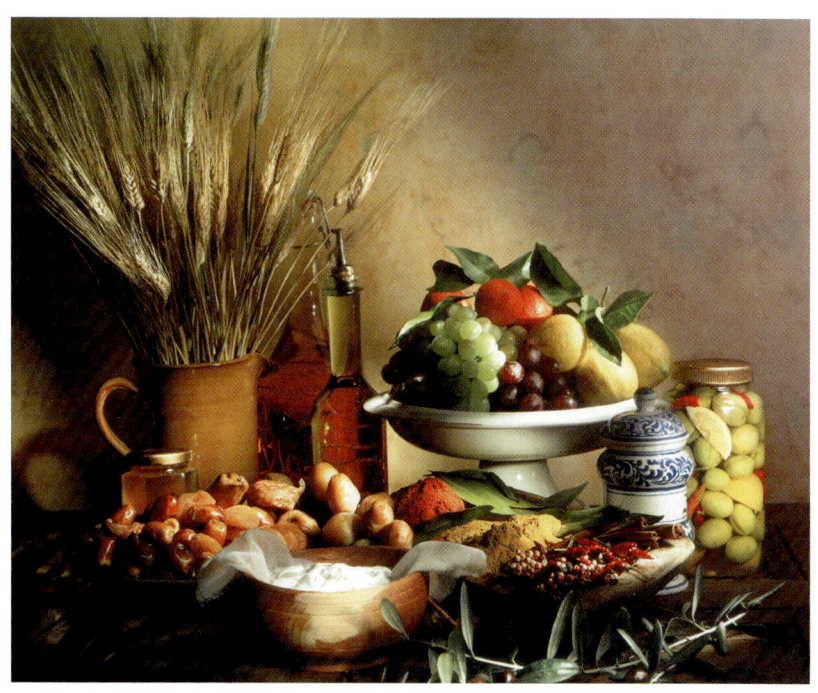

dunkles Fleisch dagegen nur selten serviert. Milch und Milchprodukte wie Joghurt und Käse gibt es täglich, jedoch in mäßigen Mengen. Diese Dosierung gilt auch für Wein, den man regelmäßig, jedoch vorwiegend zu den Mahlzeiten zu sich nimmt. Die Hauptfettquelle ist Olivenöl.

Entsprechend dieser Zusammensetzung enthält die mediterrane Ernährung wenig gesättigte, sondern viele einfach ungesättigte Fettsäuren. Aus ernährungswissenschaftlicher Sicht ebenfalls positiv ist der hohe Gehalt an Kohlehydraten und Ballaststoffen. Ganz zu schweigen von den vielen Vitaminen und Mineralstoffen sowie Antioxidanzien. Darüber hinaus ist die Mittelmeerkost mit ihrem geringen Anteil an tierischen Fetten auch gut geeignet, den Zeiger der Waage langfristig wieder nach links wandern zu lassen. Denn dass Kohlehydrate dick machen, ist längst widerlegt:

Eine kohlehydratreiche Ernährung, wie sie im Mittelmeerraum üblich ist, liefert weniger Kalorien als eine fettreiche Ernährung.

Jeder, der einmal in mediterranen Gefilden zu einem großen Essen geladen war, weiß um die Vielfalt der Speisen. Sie dient nicht nur dazu, den Gaumen mit immer neuen Genüssen zu erfreuen und die Kunstfertigkeit des Koches zu demonstrieren. Vielmehr soll damit gewährleistet sein, dass der Körper mit einer Palette wichtiger Nährstoffe versorgt wird.

Bereits im April 1997 fanden sich Ernährungsexperten aus acht europäischen Ländern in Rom zu einer Konsensus-Konferenz ein, um anhand wissenschaftlicher Befunde den gesundheitlichen Wert der mediterranen Ernährung einzuordnen. Studien hatten den Beleg erbracht, dass eine Ernährung, die viele gesättigte Fettsäuren enthält, den LDL-Cholesteringehalt im Blut steigert. Im Gegensatz dazu senkt eine an einfach ungesättigten Fettsäuren reiche Kost den LDL-Gehalt. Auf der Basis dessen kam man überein, dass der traditionellen Mittelmeerkost eine herausragende Stellung in der Vorbeugung zahlreicher Erkrankungen zukommt. Insbesondere, so das abschließende Statement, »vermag die mediterrane Ernährung das Risiko für die koronare Herzkrankheit deutlich zu verringern.«

Anfang 2000 wurde der römische Beschluss im Zuge der »International Conference on the Mediterranean Diet« ein weiteres Mal bekräftigt – aus mehreren guten Gründen:

> »Speisen und Getränke sind nicht nur eine Hilfe bei der Heilung von jeder Krankheit, sie gewährleisten auch gute Gesundheit.«
>
> AULUS CORNELIUS CELSUS (1. JHD. N. CHR.)

Mediterrane Ernährung

- verbessert die Zusammensetzung des Cholesterins im Blut, das Serumlipidprofil, indem sie den Gehalt an LDL-Cholesterin und Triglyceriden senkt und im Gegenzug den Gehalt an HDL-Cholesterin erhöht;
- reduziert die Oxidation von Fetten und so die Gefahr von Arteriosklerose;
- senkt das Risiko einer Verklumpung der Blutplättchen und damit von Blutgerinnseln;
- wirkt entzündlichen Prozessen entgegen;
- senkt das Risiko eines plötzlichen Herztodes.

Herzschutz rundum

»Olivenöl enthält die Lebenskraft«, sagt man in den mediterranen Ländern bis heute. Ebenso, dass »Olivenöl wie Liebe für das Herz ist«. Letzteres ist heute auch wissenschaftlich erwiesen: Seine einfach ungesättigten Fettsäuren halten die Blutgefäße gesund. Außer für ein günstiges Verhältnis zwischen LDL und HDL zu sorgen, besitzen einfach ungesättigte Fettsäuren die Fähigkeit, das LDL-Cholesterin zu »entschärfen«, so dass es weniger schädlich für die Arterien ist. Denn sie setzen die Oxidationsempfindlichkeit von LDL herab und verhindern damit seine chemische Umwandlung, infolge derer es sich ablagern kann.

Die gesundheitsfördernde, insbesondere herzschützende Wirkung von Olivenöl beruht allerdings nicht allein auf seinem hohen Gehalt einfacher Fettsäuren. Eine nicht minder wichtige Rolle spielen die antioxidativ wirksamen Inhaltsstoffe wie Vitamin E und die sekundären Pflanzenstoffe.

La dolce vita

Was zwar weniger mit Essen an sich zu tun hat, ist die viel bewunderte südländische Mentalität. Das süße Leben, ei-

SCHUTZ VOR OXIDATIVEM STRESS

Im Zuge der Verbrennung von Sauerstoff im Körper entstehen Oxidationsstoffe, darunter auch die freien Radikale: Sauerstoffmoleküle, denen in ihrer Atomhülle Elektronen, negativ geladene Teilchen, fehlen. Im Bestreben, ihre elektrische Ladung auszugleichen, rauben freie Radikale von anderen Sauerstoffmolekülen Elektronen. Ein Vorgang, der als Oxidation bezeichnet wird und der eine fatale Kettenreaktion in Gang setzt. Denn jedes Molekül, dem Elektronen fehlen, bedient sich seinerseits wieder bei anderen. Auf diese Weise entstehen fortwährend neue freie Radikale. Der durch sie verursachte oxidative Stress schädigt die Körperzellen und das Erbgut. Ebenso ist er maßgeblich am Alterungsprozess sowie an der Entstehung vieler Erkrankungen beteiligt, auch an der koronaren Herzkrankheit.

Im Laufe der Evolution haben sich Schutzschilder gegen den oxidativen Stress entwickelt: die Antioxidanzien. Das sind leicht oxidierbare Stoffe, die freien Sauerstoff an sich binden und auf diese Weise andere Stoffe vor der Oxidation schützen können. Antioxidanzien verhindern somit die Entstehung freier Radikale und werden deshalb auch Radikalfänger genannt. Dass diese das KHK-Risiko senken können, haben zahlreiche Studien belegt: Je mehr dem Körper zur Verfügung stehen, desto besser ist der Schutz des Herzens.

nerlei, ob dolce vita oder savoir vivre, spielt – wie nun hinreichend erwiesen – bei der Erhaltung der Gesundheit des Herzens eine bedeutende Rolle. Zur positiven Lebenseinstellung hinzu kommt, dass man im Süden meist in größerer Runde, mit der ganzen Familie oder im Kreis von Freunden tafelt. Der so wichtige soziale Kontakt wird also auch und insbesondere bei den täglichen Mahlzeiten gepflegt.

Ins richtige Fettnäpfchen treten …

Fett ist nicht gleich Fett: Abhängig davon, ob gesättigt, einfach ungesättigt und mehrfach ungesättigt, haben Fettsäuren unterschiedliche Wirkungen. Während die überwiegend in tierischen Fetten enthaltenen gesättigten Fettsäuren das gefäßschädigende LDL-Cholesterin im Blut erhöhen, bewirken ungesättigte Fettsäuren genau das Gegenteil. Einfach und mehrfach ungesättigten Fettsäuren ist demgemäß der Vorzug zu geben.

Entscheidend für die Gesundheit des Herzens ist vielmehr die richtige Fettart, weniger die Fettmenge. Für das nahezu wichtigste Dogma der Ernährungswissenschaft, zu viel Fett schade dem Herzen, fehlt bis heute – wie unter anderem das Wissenschaftsmagazin *Science* monierte – eine solide wissenschaftliche Begründung. Daraus hat zum Beispiel die »American Heart Association« (AHA) ihre Konsequenzen gezogen. Auch als Reaktion auf einen paradoxen Befund: Obwohl sich die Fettmenge in den USA fast auf die empfohlene Menge von 30 Prozent der täglichen Kalorien senkte, ist die KHK-Rate ebenso wie die Zahl der Übergewichtigen gestiegen. Das brachte einen der Eckpfeiler der Ernährungswissenschaft ins Wanken und die AHA zum Paradigmenwechsel: Weg von der Fokusierung auf »fettarm«, hin zur Botschaft, nur so viel zu essen, dass man nicht übergewichtig wird.

Die Fettmenge nimmt im koronaren Krankheitsgeschehen einen geringeren Stellenwert ein, als über viele Jahre hinweg vermutet. Anders wäre nicht zu erklären, weshalb gerade in den mediterranen Ländern, in denen traditionell fettreich – nämlich vor allem Olivenöl – gegessen wird, die

Zahl der Herz-Kreislauf-Kranken wie erwähnt gering ist. So erfreuen sich beispielsweise die Bewohner der griechischen Insel Kreta, die 42,8 Prozent ihrer Kalorienzufuhr durch Fett decken, der besten Gesundheit in der gesamten Europäischen Union. Dies fand eine Vergleichsstudie der Europäischen Kommission heraus. Im hohen Norden, etwa in Finnland, beruhen über die Hälfte aller Todesfälle auf Herz-Kreislauf-Erkrankungen, auf Kreta sind es lediglich fünf Prozent; die niedrigste Rate im europäischen Vergleich.

Ein Löffel fürs Herz

Angesichts der regen Forschungen zu den gesundheitlichen Effekten der Ernährung im Allgemeinen und bestimmter Nahrungsstoffe im Speziellen ließen sich ganze Bücher füllen. So manches, was dem Esser zum Erhalt eines gesunden Herzens an ebendieses gelegt wurde, war kurz darauf widerlegt. Anderes, siehe Fettdogma, hat sich als wenig effektiv entpuppt. Wer sich mit Ernährung bei Herzbeschwerden eingehender beschäftigen möchte beziehungsweise muss, sei auf das breite Literaturangebot hierzu verwiesen.

Die nachfolgende Übersicht nennt jene Stoffe in unseren Nahrungsmitteln, die nach neuesten Erkenntnissen Herzerkrankungen vorbeugen können. Diese Herzschutzmittel gilt es zur Vorbeugung ebenso wie bei bestehender Herzkrankheit entsprechend zu berücksichtigen. Um die Zusammenstellung des Speiseplans zu erleichtern, sind jeweils die Nahrungsmittel aufgeführt, in denen diese Stoffe reich enthalten sind und die zum Schutz des Herzens demzufolge häufig auf den Tisch kommen sollten.

- **Co-Enzym Q 10**
Das »Herzschutzmittel«. Wie Studien ergeben haben, bewirkt es bei Herzinsuffizienz eine deutliche Leistungssteigerung, da es Herzmuskelzellen stärkt. Zudem wirkt Co-Enzym Q 10 blutdrucksenkend.

Fetter Fisch, Innereien wie Herz, Leber und Nieren, Rindfleisch, Eier, Erdnüsse, Pflanzenöle, vor allem Weizenkeim- und Sojaöl.

- **Vitamin C**
Eines der wirksamsten Antioxidanzien und immunstärkenden Stoffe. Senkt den LDL-Cholesterin-Gehalt im Blut und erhöht im Gegenzug den Gehalt an HDL-Cholesterin. Darüber hinaus stärkt es die Gefäßwände, hält sie elastisch und trägt zur Senkung eines erhöhten Blutdrucks bei.

Zitrusfrüchte, Kiwi, Beeren, Papaya, Guaven, Hagebutten, Sanddorn, Paprika, Chilischoten, alle grünen Gemüse, Tomaten, Sauerkraut, Kartoffeln, Petersilie, Zwiebeln.

- **Vitamin E**
Neben Vitamin C der wirksamste Radikalfänger und unerlässlich zur Arteriosklerose-Prophylaxe, da es ungesättigte Fettsäuren vor der Oxidation schützt. Darüber hinaus reduziert es das Risiko für Blutgerinnsel.

Leinsamen, Fischöle, Pflanzenöle, Nüsse, Pinien- und Sonnenblumenkerne, Sojaprodukte, Brokkoli, grüne Blattgemüse, Schwarzwurzeln, Süßkartoffeln, Avocados, Eier, Meeresfrüchte, Innereien.

- **Beta-Karotin**
  Jener Stoff, der Möhren, Tomaten oder Aprikosen orange färbt, entfaltet ausgeprägte antioxidative Wirkungen und beugt Herzerkrankungen vor. Je höher der Gehalt an Beta-Karotin im Blut, desto geringer das Risiko für das Herz.

  Rote und gelbe Früchte und Gemüse, alle Kohlarten und intensiv grüne Blattgemüse wie Brokkoli und Spinat.

- **Lycopin**
  Eine der Neuentdeckungen fürs Herz ist der Stoff, der Tomaten rot färbt: Dem antioxidativ hochwirksamen Farbstoff wurden in Untersuchungen herzschützende Effekte bescheinigt, die unter anderem dazu beitragen, das Infarktrisiko zu senken.

  Tomaten und alle anderen rot gefärbten Gemüse und Früchte.

- **Folsäure**
  Minimiert das KHK-Risiko, denn es senkt den Gehalt an Homocystein im Blut. Ein hoher Spiegel dieses Blutproteins kann die Blutgefäße schädigen und wird heute als Risikofaktor gewertet. Darüber hinaus hat sich gezeigt, dass Depressionen und Konzentrationsschwäche oft mit Folsäuremangel einhergehen. Bei Erhöhung der Folsäurezufuhr bessern sich diese Beschwerden.

  Grüne Blattgemüse und Salate, Zitrusfrüchte, rote Beete, Bierhefe, Tomaten, Sojabohnen, Hülsenfrüchte, Nüsse, Vollkornprodukte, Leber, Milch.

● **Magnesium**

Ein Elixier für das Herz und vor allem bei Herzrhythmusstörungen und Herzinsuffizienz unerlässlicher Begleitschutz. Magnesium wirkt der Bildung von Blutgerinnseln und Bluthochdruck entgegen und erhöht den Gehalt an HDL-Cholesterin im Blut. Und es stärkt die Psyche: Magnesium ist das »Anti-Stress-Mineral«, das Überbeanspruchungen der Leistungskraft, Lärm und Hektik besser bewältigen hilft.

Hülsenfrüchte, Vollkornprodukte, grüne Salate und Gemüse, Bananen, Trockenobst, Nüsse und Samen, Sojaprodukte, Milch und Milchprodukte, Meeresfrüchte.

● **Selen**

Hauptbaustein antioxidativ wirksamer Enzyme, die freie Radikale »neutralisieren«.

Paranüsse, Sonnenblumenkerne und -öl, Seefisch und Meeresfrüchte, Fleisch, Eier, Bierhefe, Knoblauch, Hülsenfrüchte, Vollkorngetreide.

● **Vitamin B6**

Auch Pyridoxin genannt, reguliert es das Gleichgewicht der Neurotransmitter und erhöht deren Konzentration; insbesondere von Noradrenalin, Dopamin und Serotonin.

Reis, Weizenkeime und Weizenkeimöl, alle Kohlarten, Hülsenfrüchte, Sojabohnen, Kartoffeln und Süßkartoffeln, Nüsse, vor allem Walnüsse, Paprika, Bananen, Avocados, Fisch und Meeresfrüchte, Geflügel.

- **Vitamin B12**

  Wichtige Komponente unseres Nervensystems. Bereits ein geringer Mangel kann psychische Störungen begünstigen.

  Alle tierischen Nahrungsmittel, vor allem Leber, fette Fische wie Aal, Lachs, Tunfisch und Hering, Geflügel, Rind- und Kalbfleisch, Milch und Milchprodukte sowie Bier, Algen und Pilze.

- **Omega-3-Fettsäuren**

  Mehrfach ungesättigte Fettsäuren, LC-PUFA (long chain polyunsaturated fatty acids), welche die Fließeigenschaften des Blutes verbessern und den Gehalt an LDL-Cholesterin erhöhen, jenen an HDL jedoch signifikant senken.

  Fischarten, die viel Fett enthalten, wie Makrele, Lachs, Hering und Sardinen. Für eine optimale Versorgung mit Omega-3-Fettsäuren im Dienste des Herzens empfiehlt sich deren gezielte Zufuhr. Ideal dazu geeignet ist Perilla-Öl (Perill-Olen®), ein rein pflanzliches Öl von Perilla frutescens. Das aus den Samen dieser ursprünglich in China beheimateten Pflanze gepresste Öl zeichnet sich durch einen hohen Gehalt an Omega-3-Fettsäuren aus. Perilla-Öl enthält zudem die beiden antioxidativen Vitamine C und E (siehe Seite 145); bietet also Herzschutz rundum. Das Öl ist als Kapseln zur Nahrungsergänzung rezeptfrei in der Apotheke erhältlich; pro Tag sollten 3 bis 6 Kapseln eingenommen werden, um eine optimale Zufuhr der Herzschutzstoffe zu gewährleisten. Angesichts seiner nachgewiesenen regulierenden Wirkung auf den Fettstoffwechsel wird Perilla-Öl auch zur Behandlung von Diabetes mellitus (Zuckerkrankheit) empfohlen.

- **Sekundäre Pflanzenstoffe, vor allem Carotinoide, Flavonoide und Polyphenole**

»Wein lässt uns das Herzeleid vergessen ...«

Was der römische Arzt Galen (129–199) über des Rebensafts Kräfte notierte, mag mehr für das »Vergessen« von seelischem »Herzeleid« gemeint gewesen sein, doch die Forschungen der letzten Jahre haben belegt, das dies auch für körperliches Herzleiden gilt: Wein senkt das Risiko für Herzerkankungen. Ein weiterer Beleg dafür, dass sich Lebenslust und gesundheitsbewusste Lebensweise nicht ausschließen müssen.

Auf die guten Wirkungen für Herz und Kreislauf wurde die Wissenschaft durch das so genannte »French paradoxon« aufmerksam, das sich aus dem »MONICA project« ergeben hatte. Im Zuge dieser Anfang der 1990er-Jahre von der Weltgesundheitsorganisation durchgeführten Untersuchung stellte sich heraus, dass die Rate koronarer Herzerkrankungen in Südfrankreich deutlich niedriger ist als in anderen Ländern (*The Lancet* 1992; Vol 339: 1523–1526). Das war insofern erstaunlich, als man gerade in dieser Region Frankreichs das »savoir vivre« besonders pflegt. Es wird gut und fettreich gegessen, gerne und täglich Wein getrunken und vergleichsweise viel geraucht. Des Rätsels Lösung war bald gefunden: Was die Herzen im Midi so gesund hält, ist der Rotwein. Dieser ist reich an Polyphenolen und anderen Wirkstoffen, die positive Effekte auf die Gesundheit, allen voran des Herzens, entfalten. Sie senken den Gehalt an LDL-Cholesterin, wirken der Bildung von Blutgerinnseln entgegen und beugen der Verkalkung der Koronargefäße vor. Entsprechend haben Institutionen wie unter anderem die »American Heart Association« den »guten Roten« inzwischen sogar auf die Liste der Präventivmaßnahmen gesetzt – und Genuss damit zur Therapie deklariert.

> »Wo aber der Wein fehlt, stirbt der Reiz des Lebens.«
>
> EURIPIDES
> (484–406 V. CHR.)

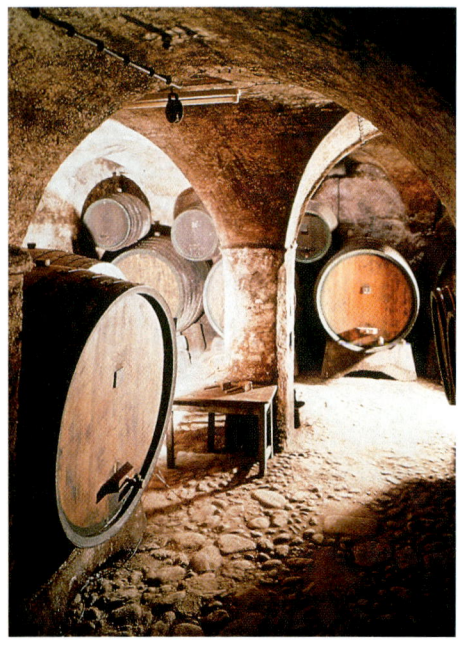

Allerdings kommt es auch hier auf die richtige Dosierung an. Bereits den Hippokratikern galt der Rebensaft nur »sinnvoll und in rechtem Maße verwandt« als zuträglich. Hinsichtlich der empfehlenswerten Tagesdosis hat sich die Wissenschaft auf 200 bis 400 ml geeinigt, was einem bis zwei Gläsern entspricht. Eingenommen werden sollte diese »Herzmedizin« am besten nur zu den Mahlzeiten.

Die Rehabilitation der Schokolade

Es kommt noch besser. Zumindest für jene, die sich Kakao am liebsten in seiner festen Form auf der Zunge zergehen lassen. Denn die Herzgesundheit lässt sich durch eine weitere Gaumenfreude pflegen: Schokolade weist ebenso wie Rotwein einen hohen Gehalt herzschützender Substanzen auf. Zweifelsohne eine der erfreulichsten Botschaften, die Anfang 2000 auf dem Kongress der »American Association of Advanced Sciences« bekannt gegeben wurde.

Die im Kakao enthaltenen Flavonoide (siehe Seite 196) entfalten schützende Wirkungen auf die Herzkranzgefäße. Sie senken den Gehalt an LDL-Cholesterin und wirken ebenso wie die Polyphenole im Wein der Bildung von Blutgerinnseln entgegen. Darüber hinaus haben sie ausgeprägte antioxidative Eigenschaften, reduzieren also die schädlichen Effekte freier Radikale. Am meisten Schutz für das Herz bietet dunkle Schokolade. Je höher der Kakaogehalt, desto mehr Flavonoide und – desto weniger Kalorien. Je heller eine Schokolade ist, desto mehr Fett enthält sie, und das fällt buchstäblich ins Gewicht.

Diese Befunde sind zwar keine Absolution für Süßschnäbel, Schokolade nun zur gut argumentierbaren Herzschutzmaßnahme zu erklären. Ab und an ein Rippchen ist jedoch mit bestem gesundheitlichen Gewissen zu vertreten.

Body Mass Index: nicht das Maß aller Dinge

Nach den herzschützenden Genüssen passt die leidige Gewichtsthematik gut, die gerade bei Erkrankungen des Herzens und des Kreislaufs eine große Rolle spielt. Ob zu deren Vorbeugung oder bei bereits bestehender Erkrankung: Übergewicht muss konsequent abgebaut und das erlangte Normalgewicht lebenslang gehalten werden. Eine Maxime, um die kein Weg herumführt. Überflüssige Pfunde auf den Rippen gehören mit zu den klassischen Risikofaktoren, deren herzschädigende Wirkung zigfach belegt ist.

Zur Gewichtsbeurteilung hat sich heute der so genannte *Body Mass Index, BMI*, etabliert, nach dem sich errechnen lässt, ob man sich gewichtsmäßig im grünen Bereich befindet. Zur Bestimmung des BMI teilt man das Körpergewicht in Kilogramm durch das Quadrat der Körpergröße in Metern. Beispiel: Jemand hat ein Körpergewicht von 65 kg und die Körpergröße von 1,69 m – das entspricht einem BMI von ca. 23 (65 kg : 1,69 m = 38,46 : 1,69 m = 22,75 / = 23). Bei einem Ergebnis zwischen 18,5 und 24,9 hat der Betreffende, der WHO zufolge, Normalgewicht. Zwischen 25 und 29,9 besteht Übergewicht. Ab einem BMI über 30 liegt gesundheitsgefährdendes Übergewicht vor, dem es im wahrsten Sinn zu Leibe zu rücken gilt.

Angesichts der genannten Zahlen würde ein BMI unter 18,5 Untergewicht bedeuten. Viele Menschen, die einen solchen Wert haben, fühlen sich jedoch sehr wohl damit, ebenso wie ein BMI von beispielsweise 26 für den Betreffenden genau stimmt. Allgemein gültige Standardformeln sollten in ihrer Aussagekraft also nicht überbewertet werden. Vielmehr dient der BMI als Orientierungshilfe, deren obere und untere Extreme richtungsweisend sein sollten.

Fit mit fun ...

»Wer rastet, der rostet« ist keine Binsenweisheit, sondern hinlänglich belegt. Auch für den Herzkranken ist körperliches Training eine der wichtigsten Strategien zur Wiederherstellung der Leistungsfähigkeit. Umgekehrt ist Winstons Churchills Maxime »no sports« einer der im negativen Sinn wirksamsten Risikofaktoren für Erkrankungen des Herz-Kreislauf-Systems.

Warum der Leibesertüchtigung ein so hoher Stellenwert bei Herzerkrankungen zukommt, hat viele gute Gründe. Sport verbessert die Durchblutung der Skelettmuskulatur und ökonomisiert die Organleistungen. Das bessere Zusammenspiel der Muskeln entlastet das Herz. Ihm wird schlichtweg Arbeit abgenommen: Da es weniger Sauerstoff und Blut in die Muskeln pumpen muss, um Leistung zu erreichen, kann es seine Schlagfrequenz senken. Mit wachsender Kondition und Leistungskraft sämtlicher Körperfunktionen wird der Herzmuskel zunehmend geschont. Und das ist das wichtigste Prinzip beim Koronarsport. Allerdings: Entgegen der weit verbreiteten Annahme, der Herzmuskel sei durch Belastung zu trainieren, soll er vielmehr entlastet werden.

Darüber hinaus schlägt Sport gleich mehrere Risikofaktoren mit einer Klappe. Er trägt erstens dazu bei, Übergewicht zu reduzieren. Zweitens erhöht er den Gehalt an

HDL-Cholesterin und senkt das LDL-Cholesterin. Drittens reguliert er einen erhöhten Blutdruck nach unten. Viertens bietet er eine wirksame Unterstützung im Bemühen, dem Rauchen zu entsagen.

Auch auf die Psyche entfaltet Bewegung eine Palette positiver Effekte. Was den Körper stärkt, lockert die Seele: Die vermehrte Durchblutung des Körpers wirkt entspannend auf das vegetative Nervensystem und damit auf das Herz. Sportliche Betätigung sorgt zudem für emotionalen Kraftzuwachs. Denn sie vermittelt das gute Gefühl, sich trotz der Herzkrankheit, wenn auch vielleicht eingeschränkter, wie früher betätigen und am Leben teilhaben zu können. Mit der allmählich zurückkehrenden Kondition und den ersten, wenn auch noch so kleinen Erfolgserlebnissen steigt das gebeutelte Selbstwertgefühl. Jeder Kilometer Joggen, jede Bahn im Schwimmbad lässt den wunden Punkt, das verlorene Vertrauen in den Körper, schneller heilen. Das Wiedererlangen der körperlichen Leistungsfähigkeit ist wie Balsam auf die zweifelnde Seele. Denn sie zeigt, dass Leben mit der Krankheit möglich ist.

> **Sport wirkt positiv auf Körper und Seele und nimmt dem Herzen Arbeit ab.**

Zwischen den Zeilen ist bereits angeklungen, dass der sportliche Anreiz auch ein Gewinn an Lebensqualität sein sollte. Und der ist am besten gewährleistet, indem man eine Sportart betreibt, die Freude bereitet. Das Motto »fit mit fun« sollte sich jeder, doch vor allem jene zu Herzen nehmen, die daran erkrankt sind. Sich jedes Mal aufraffen zu müssen bringt dem Herzen mehr Stress als Nutzen. Abgesehen von der aufgrund der Leistungsfähigkeit erlaubten Belastungsintensität sollte man sich deshalb bei der Auswahl der Sportart von seinen persönlichen Vorlieben leiten lassen und am besten zuvor seinen Arzt konsultieren.

Bislang nicht zur Sprache kamen die präventiven Wirkungen regelmäßiger körperlicher Ertüchtigung. Wie Forschungen ergaben, senkt schon mäßige Bewegung das Infarktrisiko um rund 30 Prozent. Mit dreimal wöchentlich 20 Minuten Radfahren ist dies bereits zu erreichen. Selbst ein täglicher Spaziergang reduziert das Risiko, einen Herzinfarkt zu erleiden, wie man am Herzzentrum Leipzig herausfand. Ebenso hat sich gezeigt, dass es nie zu spät für den Work-out in Herzensangelegenheiten ist. Auch wer sich erst zwischen dem 40. und 60. Lebensjahr zu den sportlich Aktiven gesellt, kann sein koronares Risiko reduzieren.

... aber wohl dosiert

Bevor die Joggingschuhe anzogen werden und das Rad aufgepumpt wird, muss die individuelle Leistungsfähigkeit bestimmt werden. Danach wird die angemessene Dosierung der Bewegungstherapie festgelegt. Sie darf in jedem Fall nur in dem Rahmen erfolgen, wie es die Leistungsfähigkeit des Herzmuskels erlaubt.

Die Belastungsintensität legt der Arzt auf Grund des Krankheitsverlaufs und im Zuge einer so genannten Funktionsdiagnostik fest. Unter anderem wird dabei mittels Ergometer, dem Standfahrrad, die Fitness des Herzmuskels bestimmt. Ebenso wird der Patient zu Beginn des Bewegungsprogrammes in der Rehabilitationsklinik während der körperlichen Betätigung laufend untersucht und sein Puls in regelmäßigen Abständen gemessen. Letzteres sollte man sich als Herzpatient ohnehin zur festen Angewohnheit beim Sport machen.

IM TAKT BLEIBEN

Um die der Leistungskraft des Herzens angemessene Pulsfrequenz beim Sport einzuhalten, ist ein Herzfrequenzmesser die beste Hilfe. Er wird um die Brust geschnallt und lässt die Trainingsfrequenz beständig kontrollieren. Mit der Zeit entwickelt man selbst ein gutes Gespür für die richtige Belastungsdosis und kann wieder auf den technischen Überwachungsdienst verzichten. Als Faustregel sollte man sich einprägen, dass der Puls zu Beginn des Bewegungsprogramms 110 Schläge pro Minute nicht übersteigen sollte. Wer nach einigen Wochen trainierter ist, kann sich auf 180 Schläge pro Minute, abzüglich dem Lebensalter, eintakten.

Für die optimale Trainingszeit liegen die Empfehlungen bei mindestens einer halben Stunde täglich. Am besten setzt man sich ein Limit von vier bis fünf Stunden Sport in der Woche. Wem es partout an Zeit fehlt, sei damit getröstet, dass dreimal zehn Minuten Bewegung pro Tag einen vergleichbaren gesundheitlichen Effekt zeitigen wie 30 Minuten am Stück.

Empfohlene Herzfrequenz während körperlichem Training für gesunde Personen (nach den Angaben der European Atherosclerosis Society):

Alter	Puls pro Minute
20 – 29	115 – 145
30 – 39	110 – 140
40 – 49	105 – 130
50 – 59	100 – 125
60 – 69	95 – 115

... und auf den richtigen Trimmpfaden
Neben der Berücksichtigung des persönlich erlaubten Leistungsrahmens sollten »herzfreundliche« Sportarten betrieben werden. Bei deren Auswahl gilt der Grundsatz, dass während der Bewegung möglichst viele Muskeln zugleich beansprucht werden. Ziel ist, einen anregenden Effekt auf den peripheren Kreislauf und damit eine Verringerung des Sauerstoffbedarfs zu erzielen.

Ideal bei Herzerkrankungen sind demzufolge alle Ausdauersportarten: ausgedehnte Spaziergänge, Joggen – aber so gemächlich, dass man dabei noch ohne Anstrengung sprechen kann –, Radfahren, Wandern und Schwimmen. Letzteres empfiehlt sich vor allem bei Patienten mit orthopädischen Beschwerden, wie es bei Herzkranken im fortgeschrittenen Alter oftmals der Fall ist. Die genannten Sportarten haben darüber hinaus den Vorteil, dass sie leicht zu erlernen sind. Ebenso können dabei jederzeit Tempo und Intensität der körperlichen Belastung reduziert oder gesteigert werden.

Abzuraten ist Herzpatienten jedoch von allem, wofür starke Kraftentwicklung erforderlich ist und was mit Pressatmung einhergeht. Dazu gehören Expanderübungen und Liegestützen ebenso wie Heben und Stemmen von Gewichten, etwa bei Hantelübungen im Fitness-Studio. Ein leichtes Muskeltraining, zum Beispiel mit Gewichtsmanschetten an Arm und Fuß, ist jedoch zu empfehlen. Einer Untersuchung der Universitätsklinik Hamburg-Eppendorf zufolge besserten sich Patienten mit Herzschwäche damit vom NYHA-Stadium III auf das Stadium II.

Wegen des erhöhten Pressdrucks bei der Atmung tabu sind auch Tauchen und Klettern am Berg. Ebenso sollten Herzpatienten von sämtlichen Leistungssportarten in der Leichtathletik sowie von Kampfsport wie Boxen und Ringen absehen.

Die Pflanze für das Herz

»*Überall geht ein frühes Ahnen dem späten Wissen voraus.*«

ALEXANDER FREIHERR VON HUMBOLDT
(1769—1859)

Seit den Anfängen unserer Kultur kommt Heilpflanzen die größte Bedeutung im Bemühen um die Erhaltung und Wiederherstellung der Gesundheit zu: Historisch gesehen basiert die moderne Medizin auf pflanzlichen Heilmitteln. Denn viele synthetische Arzneimittel, die heute auf dem Markt sind, stammen ursprünglich von pflanzlichen Wirkstoffen ab. Die Herzglykoside beispielsweise gehen auf Digitalis purpurea, den roten Fingerhut, zurück und die Acetylsalicylsäure ist ein synthetisches Derivat des in der Weidenrinde enthaltenen Salicin.

Auch der *Weißdorn* kann auf eine lange Tradition zurückblicken. Seit über zwei Jahrzehnten bewähren sich hoch dosierte Extrakte aus seinen Blüten und Blättern bei nachlassender Leistungsfähigkeit des Herzens. Der Schutzschild, den die Wirkstoffe dieser Arzneipflanze vor das Herz halten, ist weit gefächert. Sie steigern die Leistungsfähigkeit des Herzens, erweitern die Blutgefäße und verbessern die Durchblutung der Herzkranzgefäße.

Eine Facette seines Wirkprofils rückt nun durch die gegenwärtige Erforschung der Zusammenhänge von Herz und Psyche immer mehr in den Mittelpunkt des medizinischen Interesses. Denn dass diese Pflanze so zahlreiche positive Wirkungen auf den Herzmuskel entfaltet, beruht noch auf einem anderen, bislang wenig beachteten Effekt: Weißdorn schützt das Herz vor den schädlichen Wirkungen von Stress. Das ist der Grund, warum sich dieses Buch dem Weißdorn widmet. Denn die Wege, die Herz und Psyche verbinden, führen unweigerlich zu dieser Pflanze.

Nicht umsonst empfahl man Weißdorn auch in früheren Zeiten nicht nur gegen Erkrankungen des Herzens, sondern stets auch bei nervlicher Anspannung, Schlafstörungen und anderen nervös bedingten Beschwerden sowie bei Angstzuständen oder auch ganz allgemein zur Beruhigung. Dieses alte Wissen um des Weißdorns Wirkungen zur »Stärkung von Herz und Seele« findet nun seine Bestätigung. Das Bild, das sich dem Forscherblick heute bietet, zeigt, wie berechtigt diese alten Heilanzeigen waren. Und es zeigt, welches

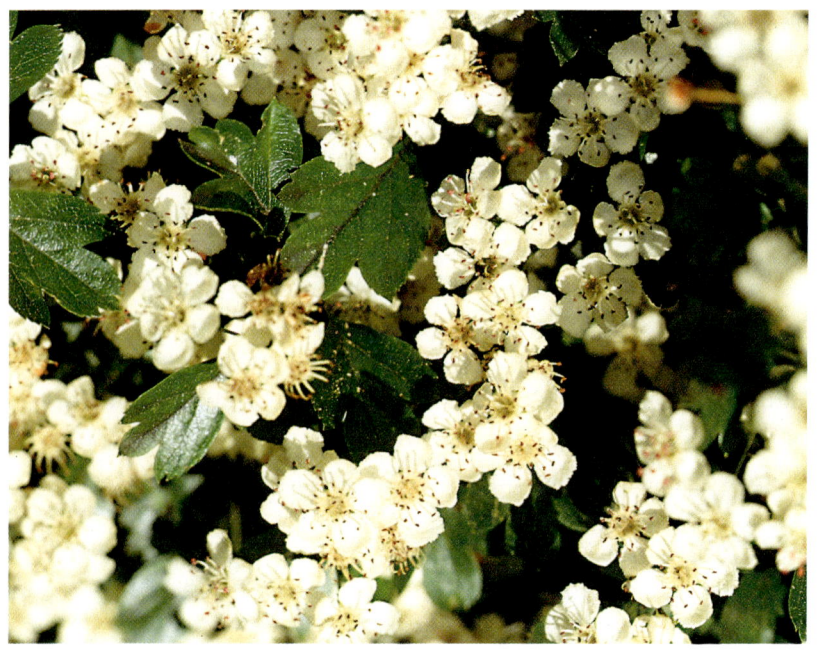

Potenzial in dieser altbewährten Heilpflanze noch verborgen liegt. Ein Schatz, den es nicht nur im Hinblick auf die nunmehr erwiesenen psychischen Ursachen von koronaren Herzerkrankungen endlich zu heben gilt.

Über Kontinente und Epochen bewährt

Die amerikanischen Ureinwohner schätzten ihn, im gesamten europäischen Raum fand er breite Anwendung und auch im Reich der Mitte hatten ihn die Heilkundigen in ihrem Repertoire: Der Weißdorn (auch Hagedorn genannt) ist ein weit gereister Kosmopolit, und ein erfahrener dazu. Denn in seiner gesundheitlichen Mission ist der Weltenbummler schon seit geraumer Zeit unterwegs. Der folgende historische Exkurs wird auf den Spuren des Hagedorns und seinen weiten Reisen wandeln und an den wichtigsten Stationen auf seinem Weg in die moderne Heilpflanzenkunde ein wenig verweilen.

Kulturgeschichte des Weißdorns

Das antike Rom weihte ihn der mit dem Schutz der Feldfrüchte betrauten Ceres; daher stammt übrigens auch der Begriff Cerealien für Getreide. Im Pantheon der Hellenen zeichnete sie unter dem Namen Demeter für die Obhut der Ernte verantwortlich, weswegen man auf ihren Altären auch Zweige des Weißdorns verglimmen ließ. Aus seinem Holz wurden im Altertum Fackeln gefertigt, unentbehrliche Requisiten bei der Reinigung von Krankheit. Seiner schönen Maserung wegen fertigte man aus dem Wurzelholz des Weißdorns auch Schalen und andere Gerätschaften für Haushalt und Küche.

Die erste schriftliche Erwähnung des Weißdorns hat uns der Grieche Pedanius Dioskurides (1. Jh. n.Chr.) in seiner »De materia medica« hinterlassen. In dem umfassenden Kompendium aller dazumal bekannten Heilmittel, das über 1500 Jahre hinweg die Grundlage der Pharmakologie bildete, widmete sich Dioskurides auch den Früchten unserer Pflanze – wenn auch mehr wegen ihrer Vorzüge als gesunde Bereicherung des altrömischen Speiseplans sowie als verdauungsanregendes Ingredienz von Konfitüren.

Für unsere Breiten ist die medizinische Anwendung des Weißdorns erst seit dem 14. Jahrhundert gesichert. Aus dieser Zeit datieren die ersten Erwähnungen des »Hagedorns« im heilkundlichen Schrifttum des Abendlandes. Wie uns in den alten »Kreutterbüchern« überliefert ist, setzte ihn die Volksmedizin bereits damals zur Stärkung des Herzens und zur Unterstützung der Herz- und Kreislauffunktionen ein. Quer durch die Arzneibücher, sei es das »New Kreütterbuch« des Hieronymus Bock (1498–1554) oder auch das »Contrafayt Kreuterbuch« des Otto Brunfels (1488–1534), ist das Rosengewächs noch in einer anderen bewährten Anwendung zugegen: als Therapeutikum bei nervös bedingten und psychischen Störungen. Viele Zubereitungen aus Blüten, Blättern und Früchten des Weißdorns sind explizit zur Behandlung dieser Beschwerden genannt. Auf der Liste der traditionellen Heilanzeigen vertreten sind ferner fieberhafte Erkrankungen der Atemwege sowie Diarrhoe und Ruhr, was auf die adstringierenden Wirkungen der Heilpflanze zurückgeführt wird.

> »Möge mancher hier erteilte Wink nicht unwert erachtet werden.«
>
> ADELBERT VON CHAMISSO (1781–1838)

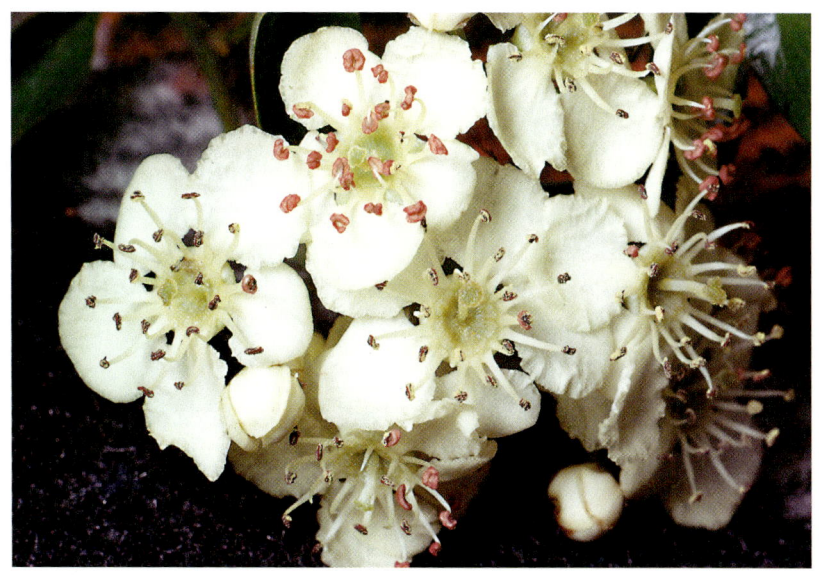

In seiner größten Artenvielfalt ist der Weißdorn in Nordamerika und entsprechend zahlreich im Arzneischatz der dort ehemals beheimateten Volksstämme vertreten. Die nordamerikanischen Ureinwohner setzten die diversen Weißdorn-Spezies vor allem als Tonikum zur allgemeinen Stärkung der Gesundheit ein. Weit verbreitet war die Anwendung als Herzschutzmittel. Jene, die um »die Geheimnisse wissen«, wie die Nativen ihre Heilkundigen nennen, wussten auch um die Potenz des Weißdorns zur Kräftigung des Herzens.

Von den Cherokee ist beispielsweise bekannt, dass sie Zubereitungen aus den Früchten zur Förderung der Durchblutung verabreichten. Das Volk der Meskwaki wandte die Früchte roh zerkaut oder mit heißem Wasser als Tee getrunken zur Kräftigung der Herzfunktionen an, ebenso die Ojibwa und die Omaha-Ponca. Eine Aufzählung, die sich endlos weiterführen ließe. Nicht unerwähnt bleiben sollen die weiteren Heilanzeigen, mit denen die weisen Männer und Frauen sich um die Gesundheit ihres Stammes sorgten: Weißdorn galt seiner adstringierenden und harntreibenden Wirkung wegen als gute Arznei gegen Verdauungsbeschwerden und Erkrankungen der Blase. Häufige Verwendung fanden die leicht bitter schmeckenden Früchte auch zur Anregung des Appetits sowie als rasch wirksames Gegenmittel bei Durchfall. Die Kunde von den heilenden Kräften des Weißdorns kursierte jedoch nicht nur an den indianischen Lagerfeuern.

Auch weit jenseits des Atlantiks, im Fernen Osten, wusste man um seine potenten Fähigkeiten. Allen voran jene, die Gesundheit des Herzens zu schützen und wiederherzustellen. Die Traditionelle Chinesische Medizin und andere alte asiatische Heilsysteme kennen zahlreiche Rezepturen mit den dort beheimateten Weißdorn-Arten zur Verbesserung der Durchblutung in den Herzkranzgefäßen. Besonders interessant ist allerdings eine Heilanzeige, die Weißdorn zur Behandlung von übermäßiger nervlicher Anspannung vorsieht, die im Verbund mit Herzschwäche und Angina pectoris auftritt. Die vielen Heilzubereitungen, die hierfür in den Arzneibüchern existieren, lassen den Schluss zu, dass sich die asiatische Medizin der schädlichen Wirkung einer anhaltenden Erregung des Nervensystems auf den Herzmuskel bereits wohl bewusst war.

Offensichtlich war auch ein Zusammenhang von nervöser Anspannung und Arterienverkalkung bekannt, denn für diese Indikation finden sich ebenso Therapieanweisungen. Die erste, die uns zugleich das älteste Indiz des arzneilichen Gebrauchs des Weißdorns liefert, findet sich im »Tang Ben Cao«, dem legendären Heilpflanzenalmanach der Traditionellen Chinesischen Medizin. Diese datiert auf das Jahr 659 und rangiert als das älteste offizielle Arzneibuch überhaupt.

Wie diese kurzen Stippvisiten im weiten Verbreitungsgebiet der zahllosen Weißdorn-Arten zeigen, standen diese ungeachtet der Kulturen und Epochen überwiegend in

Diensten der Erhaltung und Wiederherstellung der Herzgesundheit.

Bis man diese in besten Absichten ans Herz gehenden Wirkungen des Weißdorns zu erforschen begann, sollte es allerdings noch viele Jahrhunderte dauern. Die ersten Schritte auf seinem Weg in die Offizinen der Apotheken tätigte der Weißdorn Ende des 19. Jahrhunderts. Im Jahr 1896 erschien die erste wissenschaftliche Abhandlung seiner herzschützenden Eigenschaften im *New York Medical Journal*. Die Publikation fiel einem Arzneimittelfabrikanten in die Hände und selbiger daraufhin der Begeisterung für Weißdorn anheim. Kurz nach der Jahrhundertwende begann man bei »Lloyd Brothers Pharmacists, Inc. of Cincinnati« mit der Herstellung von Tinkturen aus den Früchten. Schon bald verlegte man sich auf die Produktion von Flüssigextrakten.

Wie Weißdorn die Herzen eroberte ...

Der Stern des Weißdorns war am Himmel der Pharmazie aufgegangen und leuchtete mit jedem Jahr heller. Sein guter Ruf als Herztonikum eilte ihm überallhin voraus und ließ die Zahl seiner Befürworter stetig steigen: »Ich würde ihn nicht als Allheilmittel für das Herz bezeichnen«, hielt ein New Yorker Kardiologe in den 1920er-Jahren fest, »doch kein anderes Medikament führt zu Therapieergebnissen, die mit denen des Weißdorns auch nur annähernd zu vergleichen wären. Selbst in fortgeschrittenen Stadien von Herzschwäche zeigt er herausragende Wirkungen.«

Allerdings begann man erst in den 1960er-Jahren, diesen Wirkungen nach den Kriterien der modernen Wissenschaft auf den Grund zu gehen. Mit der Identifizierung der Inhaltsstoffe, die man für die guten Wirkungen auf das Herz verantwortlich glaubte, ließen sich alsbald Präparate herstellen, die einen hohen Gehalt dieser Herzschutzstoffe aufweisen: Aus den Blüten, Blättern und Früchten des Weißdorns isoliert, wurden sie in den Zubereitungen gezielt angereichert. Doch keiner der Weißdorn-Stoffe, für sich allein genommen, erwies sich als so wirksam wie im Verbund mit seinen Kollegen. Die Mischung, wie sie die Natur zusammenstellt, bewährte sich mit Abstand am besten.

In jenem Land, von wo aus der Weißdorn seinen Siegeszug als modernes Phytopharmakon angetreten hatte, verstaubt er heute allerdings als medizinische Anekdote in den Schubladen: In den USA besitzt Weißdorn zur Therapie der Herzinsuffizienz inzwischen kaum noch Bedeutung. Wie heißt es doch so schön: »Im eigenen Land gilt der Prophet oftmals nichts.«

»Ein sehr gemeines Gewächs«

Der Weißdorn hat eine große Schar von Geschwistern. Die Gattung Crataegus Linné, die zur Familie der Rosengewächse, der Rosaceae, gehört, zählt allein im nordamerikanischen Raum über 1100 Mitglieder. Eine immense Artenvielfalt, deren Gliederung Pflanzenkundlern bis heute Kopfzerbrechen bereitet. Der besseren Übersicht halber hat man sich in botanischen Kreisen darauf geeinigt, von 100 bis 200 echten Weißdorn-Arten auszugehen und die restlichen als Unterarten und Synonyme einzuordnen.

So verschiedenartig die Gattung Weißdorn im wahrsten Wortsinn ist, so weit gefächert ist ihr Verbreitungsgebiet. Wie erwähnt ist der Weißdorn ein Vagabund, der sich überall rund um den Globus in den gemäßigten Klimazonen zu Hause fühlt. Der Botaniker und Dichter Adelbert von Chamisso (1781–1838) bezeichnete ihn nicht von ungefähr in seiner 1827 erschienenen Pflanzenkunde als »sehr gemeines Gewächs«. Eines, welches »vorzüglich zu Hecken und Umzäunungen genutzt« werden könne. Die mittelgroßen

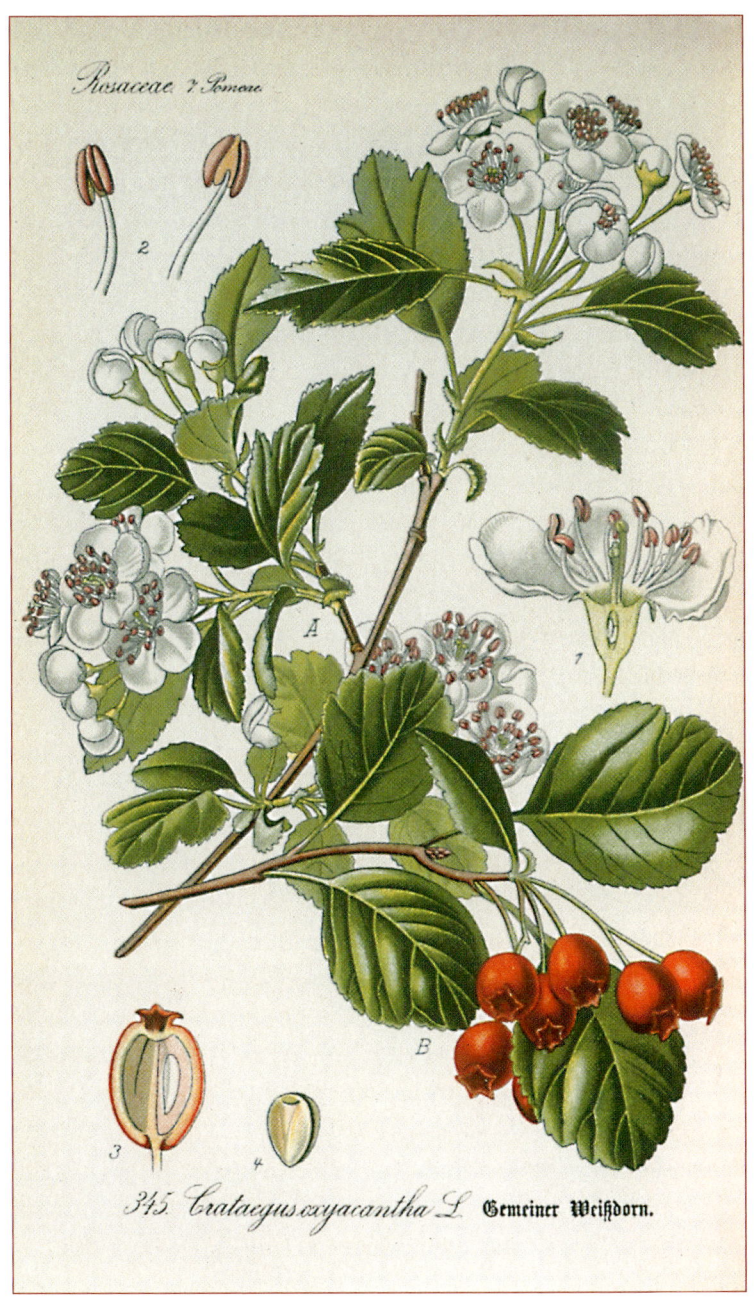

Rosaceae ? Pomeae

345. Crataegus oxyacantha L. Gemeiner Weißdorn.

Sträucher sind in der Tat in ganz Europa, Nordamerika und Asien anzutreffen, bevorzugt in lichten Gebüschen, Hecken und sonnigen Hängen. Diese Standortwahl hat dem Weißdorn seine Volksnamen »Hagedorn« und »Heckdorn« eingehandelt. Er lässt sich nicht nur freiwillig gerne an Hecken und Zäunen nieder, sondern wurde früher auch von Menschenhand als lebender Zaun zur Aufteilung von Acker- und Weideland gepflanzt.

Zwischen den oben dunkel, unten heller grünen und meist dreilappigen Blättern entfalten sich im Frühsommer weiße Blüten in unzähligen Dolden. Gemeinsam mit den spitzen Dornen an den Zweigen gab diese wohlduftende üppige Blütenpracht der Pflanze ihren Namen. Der Gattungsname Crataegus kommt wiederum von dem griechischen Wort »cratus«, was Stärke bedeutet und sich auf die große Härte des Holzes bezieht. Dies mache es, wie Chamisso seine Leser weiter wissen ließ, »zu allerlei Arbeiten tauglich«. Die hübschen hell- bis dunkelroten Früchte des Weißdorns befand der poetische Pflanzenkundler als »unschmackhaft« und entsprechend nur den »Vögeln zur Speise« und zur »Schweinemast« dienlich. Unter den mit weniger empfindsamen Geschmacksnerven ausgestatteten Zeitgenossen war Marmelade aus Weißdorn-Früchten hingegen über Generationen hinweg sehr beliebt.

Abseits von Gaumenfreuden für Mensch und Tier interessieren hier jedoch eher die arzneilichen Tugenden des Weißdorns. Bei den zu diesem Zwecke genutzten Vertretern seiner Gattung handelt es sich vor allem um die englische Art Crataegus laevigata (Poiret). Diese ist auch unter dem Namen Crataegus oxyacantha L. geläufig, wie sie vor allem in älteren Pflanzenkompendien geführt wird. Dies klingt ein wenig nach Begriffsverwirrung, was jedoch bei der unüberschaubaren Zahl der Weißdorn-Arten nicht weiter erstaunen sollte.

Eine weitere Spezies, die zur Bereitung von Arzneimitteln Anwendung findet, ist der eingriffelige Weißdorn, Crataegus monogyna Jacquin – so benannt, da seine Blüten nur einen Griffel besitzen.

Die heute in Deutschland therapeutisch angewendeten Weißdorn-Extrakte, so auch der Spezialextrakt WS 1442 (siehe Seite 172), werden aus einer Mischung der Blüten und Blätter der Arten Crataegus laevigata oder Crataegus monogyna Jacquin gewonnen: »Crataegi folium cum flore« sagt der Pharmazeut dazu. Wann die Blüten und Blätter geerntet werden, ist von herausragender Bedeutung für ihre Wirksamkeit. Denn je nach Jahreszeit schwankt der Gehalt ihrer Wirkstoffe, und zwar beträchtlich: Blätter, die im Herbst geerntet werden, haben beispielsweise einen dreimal höheren Gehalt an Procyanidinen als jene, die im Frühjahr in die Körbe der Pflücker wandern.

Weißdorn bei Herzinsuffizienz

Seit alters steht der Weißdorn in Diensten der Gesundheit, allen voran jener des Herzens. Bereits die Ärzte der Antike schätzen ihn wegen seiner stärkenden Wirkungen auf den Herzmuskel, über Epochen und Kontinente hinweg bewährte er sich als Tonikum für Herz und Kreislauf.

Den Durchbruch zum modernen Arzneimittel schaffte Weißdorn, als man zu erforschen begann, worin seine guten Wirkungen auf das Herz begründet sind. Seine hohe therapeutische Wirksamkeit bei nachlassender Leistungskraft des Herzens ist inzwischen durch zahlreiche Studien hinreichend belegt worden. Entsprechend sind Weißdorn-Extrakte aus den Blättern und Blüten (siehe oben) heute zur Behandlung der Herzinsuffizienz in NYHA II zugelassen.

Den Vergleich mit synthetischen Arzneimitteln gegen Herzschwäche muss Weißdorn nicht scheuen. Seine therapeutische
Wirksamkeit erwies sich auf dem wissenschaftlichen Prüfstand den chemisch-definierten Kollegen gegenüber als absolut
ebenbürtig. Wo er ihnen jedoch eindeutig
überlegen ist, sind seine gute Verträglichkeit und seine geringen Nebenwirkungen.

Bei Herzschwäche im Stadium NHYA II ist der Extrakt
deshalb eine wirksame und gut verträgliche Alternative gegenüber chemisch-definierten Medikamenten: Das Herzmittel der chinesischen Meister und indianischen Medizin-
männer hat sich zum hochwirksamen und renommierten
Phytopharmakon gemausert.

Was Weißdorn-Extrakte in der Behandlung so erfolgreich macht, ist Thema der folgenden Seiten. Vorweg einige
Bemerkungen dazu, wodurch sich die Behandlung mit qua-
litativ hochwertigen pflanzlichen Arzneimitteln, die »rationale Phytotherapie«, auszeichnet.

SYNTHETISCH VERSUS PFLANZLICH

Medikamente mit synthetisch hergestellten Wirkstoffen
werden auch als »chemisch-definierte Arzneimittel« bezeichnet. Der Unterschied zwischen einem pflanzlichen
Arzneimittel und einem chemisch-definierten besteht
primär darin, dass es als Wirkstoff anstelle einer synthetischen Substanz eine Pflanzenzubereitung enthält.

Die Zeichen stehen auf »grün«

Bei Patienten wie Ärzten erfreuen sich pflanzliche Arzneimittel steigender Beliebtheit. Bereits 1996 gaben ihnen in
einer bundesweiten Umfrage über 90 Prozent der Befragten
den Vorzug vor Medikamenten mit synthetischen Wirkstoffen. Nicht umsonst ist jedes vierte Präparat, das heute in
Deutschland auf Rezept über den Apothekentisch geht, ein
Phytopharmakon (von griechisch »phytos«, Pflanze, und
»pharmakon«, Arzneimittel).

Dafür, dass die Zeichen auf »grün« stehen, gibt es gute
Gründe. Diese sind jedoch kaum bekannt. Denn trotz ihres
wachsenden Stellenwerts kursieren in der breiten Öffentlichkeit irrtümliche Auffassungen über pflanzliche Arzneimittel.
Die wenigsten Patienten wissen, was rationale Phytotherapie
ist, und noch weniger, dass sie sich von »traditionell« ange-
wandten Naturheilmitteln gewaltig unterscheidet. Dies betrifft die Herstellungsverfahren wie auch die Anforderungen,
denen sich moderne pflanzliche Arzneimittel stellen müssen.

Nur pflanzliche Arzneimittel, die den Nachweis ihrer
Wirksamkeit erbracht haben, dürfen sich »rationale Phytopharmaka« nennen. Denn »rational« ist ein Prädikat, dass
für Kriterien bürgt, die dem von der modernen Wissenschaft
geforderten Standard gerecht werden. Schließlich werden
rationale Phytopharmaka – wie der Weißdorn-Extrakt, dem
dieses Kapitel gewidmet ist – im Sinn einer naturwissen-
schaftlich orientierten Medizin eingesetzt. Damit müssen sie
sich an die gleichen Spielregeln halten, sprich, die gleichen
Anforderungen erfüllen wie Arzneimittel mit synthetischen
Wirkstoffen. Das heißt: Die Wirksamkeit muss durch wissenschaftliche Untersuchungen, in der Regel klinische Studien,
belegt werden. In der gleichen Weise müssen die Anwendungssicherheit und die pharmazeutische Qualität wissenschaftlich geprüft und gewährleistet sein.

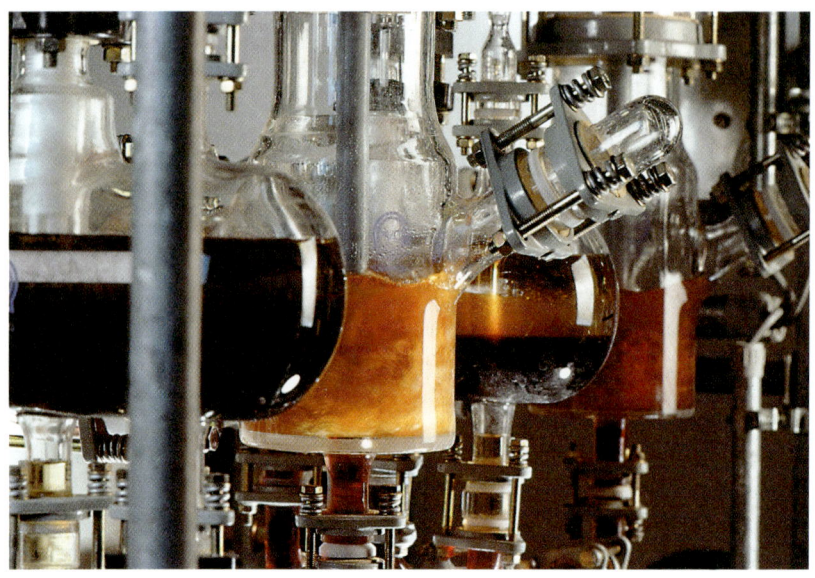

Bei der Herstellung eines Extraktes

Diese drei Dinge muss ein Medikament – einerlei, ob es Wirkstoffe synthetischer oder pflanzlicher Herkunft enthält – vorweisen, um eine Marktzulassung zu erhalten. Den so genannten »traditionellen« Zubereitungen hingegen fehlt dieser wissenschaftliche Segen. Der Nachweis für deren Wirksamkeit stützt sich ausschließlich auf ihre erfolgreiche Anwendung bei bestimmten Erkrankungen, in der sie sich über Generationen hinweg bewährt haben.

EXTRAKT IST NICHT GLEICH EXTRAKT

Pflanzliche Arzneimittel enthalten nicht nur einen, sondern viele verschiedene Inhaltsstoffe. Obwohl aus ein und derselben Pflanze gewonnen, können sie sich demzufolge in ihrer Zusammensetzung deutlich unterscheiden und damit auch in ihrer Wirksamkeit. Je nach Herstellungsverfahren ergeben sich Zubereitungen mit unterschiedlichen Konzentrationen der einzelnen Inhaltsstoffe. Das bedeutet, dass jeder nach einem eigenen Verfahren aus einer Pflanze hergestellte Extrakt ein Unikat darstellt: einen in seiner jeweiligen Zusammensetzung gesonderten Wirkstoff für sich.

Unterschiedlich hergestellte Extrakte sind, selbst wenn sie aus der gleichen Pflanze gewonnen wurden, nicht identisch – das Problem der pflanzlichen Generika. Denn die Hersteller dieser »Nachahmer-Präparate« beanspruchen den Wirksamkeitsnachweis eines anderen Extraktes flugs für ihren eigenen. Unternehmerisch zweifelsohne clever, da der Nachweis der Wirksamkeit rechtlich nicht geschützt ist und sich so kosten- und zeitintensive Investitionen in die Forschung geschickt umgehen lassen. Doch das Gießkannenprinzip »ein Nachweis für alle« ist in medizinischer Hinsicht, und die zählt letztlich, blanker Unsinn. Wissenschaftliche Ergebnisse wie der Nachweis der Wirksamkeit können nicht übertragen werden, sondern besitzen ausschließlich für den jeweils dazu untersuchten Extrakt Gültigkeit.

Für die Anwendung von rationalen Phytopharmaka spricht eine ganze Menge. Sie haben eine hohe Wirksamkeit, die in klinischen Studien sowie nicht zuletzt in der täglichen ärztlichen Praxis belegt ist. Sie sind gut verträglich, denn Neben- und Wechselwirkungen sind bei der Anwendung von Phytopharmaka höchst selten. Und, sie haben ein gutes Nutzen-Risiko-Profil. Denn auf Grund der hohen Wirksamkeit und der guten Verträglichkeit steht der angestrebte Behandlungserfolg pflanzlicher Arzneimittel in einem günstigen Verhältnis zu möglichen unerwünschten Wirkungen.

Nicht zuletzt ist die Bereitschaft des Patienten, bei seiner Behandlung mitzuarbeiten, die so genannte Compliance, deutlich besser als bei synthetischen Arzneimitteln.

STECKBRIEF WEISSDORN-EXTRAKT

Der Hauptdarsteller dieses Kapitels heißt »WS 1442«, ein standardisierter Monoextrakt aus Blättern und Blüten von Crataegus monogyna oder Crataegus laevigata und einem Gehalt an oligomeren Procyanidinen von 18,75 Prozent. Alle dargestellten Wirkungen vom Weißdorn-Extrakt beziehen sich auf Untersuchungen mit »WS 1442«.

Auch alle weiteren monographiekonformen, damit dem aktuellen Wissensstand entsprechenden beziehungsweise zugelassenen Weißdorn-Präparate sind nur als Monopräparate im Handel. Sie zeichnen sich durch folgende Eigenschaften aus, die entscheidend für ihre pharmazeutische und damit therapeutische Qualität und entsprechend zu berücksichtigen sind.

Deklaration

Trockenextrakte oder Fluidextrakte aus Weißdorn-Blättern mit Blüten (Crataegi folium cum flore). Die große Mehrheit der im Handel befindlichen Weißdorn-Präparate enthalten als Wirkstoff einen Trockenextrakt, der durch Extraktion mit Ethanol 45 % oder Methanol 70 % hergestellt wird. Dieser muss durch ein Droge-Extrakt-Verhältnis (DEV) und durch das verwendete Extraktionsmittel charakterisiert sein. Beides muss im Beipackzettel angegeben sein. Einige wenige zugelassene Weißdorn-Präparate enthalten einen Fluidextrakt mit dem DEV 1 : 1, hergestellt mit Ethanol 70 %.

Obwohl Flavonoide und oligomere Procyanidine als relevante, wirksamkeitsbestimmende Inhaltsstoffe gelten, dürfen sie in der Deklaration des Präparates nicht angegeben werden. Eine Ausnahme bilden die Präparate mit Fluidextrakten, hier muss der Gehalt an Flavonoiden im Beipackzettel angegeben sein. Er liegt zwischen 0,25 und 0,50 Prozent.

Anwendungsgebiet: Nachlassende Leistungsfähigkeit des Herzens entsprechend Stadium II nach NYHA.

Gegenanzeigen: Nicht bekannt.

Nebenwirkungen: Nicht bekannt.

Dosierung: Je nach Konzentration des Präparates variiert die wirksame Tagesdosis zwischen 160 und 900 mg Trockenextrakt. Die Tagesdosis muss auf dem Beipackzettel angegeben sein.

Sinnvolle Darreichungsformen: Filmtablette, Lösung, Dragee, Kapsel.

(Quellen: Kompendium Phytopharmaka und Transparenzkriterien für pflanzliche, homöopathische und anthroposophische Arzneimittel)

Alles, was das schwache Herz begehrt

Je früher damit begonnen wird, dem Herzmuskel wieder auf die Sprünge zu helfen, desto besser. In den Frühstadien der Herzinsuffizienz sind die krankheitsbedingten Veränderungen der Herzfunktion noch zu beeinflussen. Je schwächer der Herzmuskel aber ist, desto schwieriger wird es, therapeutisch in den Krankheitsprozess einzugreifen.

Bei der Behandlung geht es vor allem darum, den Herzmuskel in seiner Arbeit zu entlasten und das stetige Nachlassen seiner Leistungskraft zu verlangsamen und bestenfalls aufzuhalten. Ziel ist es schließlich, die Prognose der Erkrankung zu verbessern – mit anderen Worten, die Lebenserwartung zu verlängern. Ebenso sollte die Therapie zu einer Verbesserung des subjektiven Befindens des Patienten führen und seine Lebensqualität trotz der krankheitsbedingten Einschränkungen steigern. Das beinhaltet, dass die Hauptsymptome der Herzschwäche, wie eingeschränkte Belastbarkeit, Müdigkeit, Kurzatmigkeit und Ödeme wirksam gelindert werden. Da in der Regel eine Langzeittherapie erforderlich ist, sollten die zur Behandlung eingesetzten Medikamente verständlicherweise eine gute Verträglichkeit und möglichst wenige Nebenwirkungen besitzen.

Weißdorn-Extrakt stärkt und schützt.

Weißdorn-Extrakt erfüllt alle der genannten Anforderungen, denen sich ein Arzneimittel zur Behandlung von Herzinsuffizienz stellen muss. Denn er besitzt ein einzigartig breites Wirkspektrum. Dies ist vor allem darauf zurückzuführen, dass er als pflanzlicher Extrakt viele verschiedene Inhaltsstoffe mit unterschiedlichen Wirkungen enthält. Auf diese Weise kann er auf mehreren Ebenen zugleich zum Schutz des Herzens aktiv werden und über mehrere Wege gleichzeitig günstig in das Krankheitsgeschehen eingreifen. Das ist aber, wie bereits mehrfach angedeutet, noch nicht alles, was Weißdorn-Extrakt zu bieten hat. Näheres hierzu ab Seite 187.

Eine Pflanze mit vielen Facetten

Das Wirkprofil definierter Weißdorn-Extrakte ist sehr facettenreich. Nachfolgend die wichtigsten Wirkungen und deren Konsequenzen für das schwache Herz:

- **Steigerung der Kontraktionskraft des Herzmuskels**
  Weißdorn-Extrakt erhöht die Kraft, mit der sich der Herzmuskel zusammenzieht, um Blut durch die Gefäße zu pumpen. Dies geschieht nach einem ähnlichen Prinzip wie bei Herzglykosiden, zu denen auch die Digitalis-Präparate zählen. Wie neueste Untersuchungen belegen, kann Weißdorn selbst bei sehr weit fortgeschrittener Herzschwäche im Stadium NYHA IV die Kontraktionskraft des Herzmuskels noch steigern.

- **Bessere Durchblutung der Herzkranzgefäße und des Herzmuskels**
  Die Grundbedingung für die Leistungskraft des Herzens. Denn nur wenn ausreichend Sauerstoff über das Blut verfügbar ist, kann der Herzmuskel mit voller Kraft arbeiten.

- **Senkung des Druckfrequenzprodukts**
  Eine Abnahme dieses Wertes deutet auf eine wirtschaftlichere Herzleistung hin. Denn das Druckfrequenzprodukt, kurz DFP (= systolischer Blutdruck × Herzfrequenz/100), ist ein direktes Maß für die Leistungsfähigkeit des Herzmuskels. Es korreliert mit dem Sauerstoffbedarf des Herzens bei unterschiedlicher körperlicher Belastung: Je höher der Sauerstoffbedarf, desto höher der DFP. Ein hoher DFP-Wert ist demzufolge ein Indiz für eine verminderte Leistungskraft des Herzens, denn er deutet darauf hin, dass der Herzmuskel nicht in aus-

reichender Menge Sauerstoff bereitzustellen vermag. Eine Senkung des DFP gilt hingegen als Beleg dafür, dass die Herzarbeit verbessert wurde.

- **Ökonomisierung des Sauerstoff- und Energieverbrauchs**
  Auch vom Herzen ist Energiebewusstsein gefragt. Weißdorn-Extrakt senkt den Bedarf an Sauerstoff und hilft damit, Energie zu sparen.

- **Steigerung der Toleranz gegenüber Sauerstoffmangel**
  Weißdorn steigert die »anaerobe Schwelle«; jenen Grenzwert, ab dem das Herz aufgrund von Sauerstoffmangel nicht mehr suffizient arbeiten kann. Auf diese Weise kann der Herzmuskel die durch die Erkrankung verringerte Sauerstoffzufuhr besser tolerieren, als es normalerweise der Fall wäre.

- **Kardioprotektion**
  Über seine antioxidativen und elastasehemmenden Eigenschaften betreibt Weißdorn-Extrakt hochwirksamen Herzschutz, Kardioprotektion. Sie kann das Herz vor allem vor Schäden durch mangelhafte Durchblutung, so genannten Ischämien, bewahren. Ebenso beugt der Extrakt Rhythmusstörungen, Arrhythmien, vor. Für das kardioprotektive Wirkprinzip zeichnen die oligomeren Procyanidine (siehe Seite 179) verantwortlich.

- **Erweiterung der Blutgefäße, vor allem der Herzkranzgefäße**
  Damit kann mehr Blut durch die Gefäße fließen und zum Herzen gelangen.

Omnipotenter Herzschutz

Bei der Klärung dessen, worauf all diese guten Wirkungen beruhen, haben sich zwei Stoffgruppen als »wirksamkeitsbestimmend« und damit als die mit wichtigsten Verantwortlichen erwiesen: die Flavonoide und die oligomeren Procyanidine. Dem phytopharmakologischen Laien wird nun hierzu wenig einfallen, außer vielleicht ein Kopfnicken. Deshalb sollen im Anschluss kurz die Eigenschaften Erwähnung finden, die jeweils in den Tätigkeitsbereich der beiden Stoffgruppen fallen.

Der Terminus »wirksamkeitsbestimmend« besagt, dass vor allem diese Inhaltsstoffe verantwortlich für die Wirkungen des Weißdorns zeichnen. Synonym für »wirksamkeitsbestimmend« wird häufig auch »wirkrelevant« gebraucht. Das schließt allerdings nicht aus, dass noch andere Substanzen der Pflanze an der Wirksamkeit beteiligt sind.

Pflanzen und Extrakte daraus bergen ein weites Spektrum an Inhaltsstoffen in sich, von denen jeder zur Gesamtwirkung beitragen kann. Eingangs wurde bereits kurz erwähnt, dass sich aus dem Weißdorn-Extrakt isolierte Substanzen als weniger wirksam erwiesen haben als im Verbund mit ihren Kollegen. Dies lässt darauf schließen, dass sich die einzelnen Stoffe gegenseitig benötigen, um ihre Wirkungen zu entfalten. Entweder weil sie sich gegenseitig in ihren Wirkungen verstärken oder aber ergänzen. Dieses Phänomen, dass die Einzelstoffe weniger effektiv sind als in ihrem natürlichen Umfeld im Gesamtextrakt, findet sich bei vielen pflanzlichen Arzneimitteln – auch beim Weißdorn.

Bei den Flavonoiden, im Extrakt zu einem Prozentsatz von 1,8 enthalten, handelt es sich um sekundäre Pflanzenstoffe. So benannt, da sie nur in geringen Mengen in Pflanzen vorkommen und auch keinen Nährstoffcharakter besitzen. Doch sekundär, im Sinne von zweitrangig, sind sie keineswegs. Vielmehr dienen sie der Pflanze als Schutz gegen Schädlingsbefall sowie zur Regulation ihres Wachstums. Auch als Farbstoff, wie es beispielsweise bei Karotin der Fall ist. Diese Substanzen ziehen immer mehr das wissenschaftliche Interesse auf sich, denn was den Pflanzen nützt, frommt auch dem Menschen: Sekundäre Pflanzenstoffe entfalten beachtliche gesundheitsfördernde Effekte. Bestes Beispiel dafür sind die Flavonoide, die übrigens nicht nur im Weißdorn, sondern auch in vielen anderen Pflanzen zu finden sind; so beispielsweise im Ginkgo biloba, der Mariendistel oder im Schachtelhalm.

Flavonoide haben ein weites Spektrum an Wirkungen: Sie fördern die Durchblutung und verbessern die Durchlässigkeit der Kapillaren, der kleinsten aller Blutgefäße. Das ist der Grund, weshalb sie gegen Durchblutungsstörungen in

> Flavonoide: sekundäre Pflanzenstoffe mit umfassender Wirkung.

den Herzkranzgefäßen und generell im gesamten Kreislauf-system ebenso wie bei Venenerkrankungen wirksam werden können. Indem sie die Durchblutung ankurbeln, erleichtern sie den Herzmuskel in seiner Arbeit: Er muss sich weniger kräftig zusammenziehen, um Blut in den Körper zu pumpen. Das senkt die Herzfrequenz und in Folge den Blutdruck.

Zudem agieren Flavonoide als hochwirksame Radikal-fänger: Sie verfügen über ausgeprägte antioxidative Eigenschaften und hemmen die Bildung freier Radikale (siehe Seite 138). Diese aggressiven Sauerstoffmoleküle hat die Wissenschaft inzwischen als die mit größten Gefahren für die Gesundheit, nicht nur des Herzens, entlarvt. Sie schädigen die Membranen der Zellen und greifen das Erbmaterial, Enzyme sowie Proteine an. Entsprechend liegen freie Radikale zahlreichen krank machenden Prozessen zu Grunde.

Damit jedoch nicht genug der herzschützenden Wirkungen: Die omnipotenten Pflanzenstoffe haben noch eine weitere Eigenschaft in ihrem Repertoire. Angesichts ihres herausragenden Stellenwerts wird von ihr ab Seite 196 ff. gesondert die Rede sein.

Weiterhin im Reigen der wirkrelevanten Inhaltsstoffe vertreten sind die oligomeren Procyanidine – ihres Zeichens ebenfalls sekundäre Pflanzenstoffe und wie die Flavonoide als Farbgeber in Diensten des Weißdorns. Sie sind im Gesamtextrakt zu zwei bis drei Prozent enthalten und warten ihrerseits ebenfalls mit einigem zum Wohle der Herzgesundheit auf. Sie besitzen ausgeprägte antioxidative Eigenschaften und hemmen darüber die Oxidaton der Lipide, der Blutfette.

Auf diese Weise wirken sie der gefährlichen Umwandlung entgegen, die der Verkalkung der Herzkranzgefäße vorangeht. In ihrem antioxidativen Wirken schützen die oligomeren Procyanidine aber auch vor Schädigungen der Gefäßwände durch freie Radikale. Dies kann der Verengung der Herzkranzgefäße wirksam vorbeugen, denn krankhaft veränderte Gefäßwände bieten die idealen Grundbedingungen zur Anlagerung. Was die Procyanide noch können, ist, ein Enzym in seinem Wirken zu hemmen, das im Körper Eiweiße aufspaltet – die »humane neutrophile Elastase«, kurz HNE genannt. Oligomere Procyanidine sind somit von herausragender Bedeutung für die Wirkung des Gesamtextraktes.

Wie groß ihr Beitrag zum Schutz des Herzens ist, zeigte sich auch in einer aktuellen Untersuchung aus dem Jahr 2001, die erstmals der Wirkung von WS 1442 auf isolierte Herzmuskelzellen nachgegangen ist. Die Ergebnisse des Wissenschaftlerteams um Dr. Christian Holubarsch von der Universitätsklinik Freiburg belegen erneut den enormen Stellenwert der oligomeren Procyanidine für die therapeutische Wirksamkeit des Weißdorn-Extraktes.

Aufgrund all dieser potenten Wirkungen wird derzeit diskutiert, ob der Extrakt auch zur Vorbeugung der Herzinsuffizienz eingesetzt werden kann. Gegenwärtig laufen Studien, die diese Frage klären werden. Doch bereits jetzt kann angesichts der vorliegenden Befunde davon ausgegangen werden, dass Weißdorn zur Vorbeugung ebenso vollauf berechtigt, weil wissenschaftlich begründbar ist.

»Zu Risiken und Nebenwirkungen lesen Sie ...«

... herzlich wenig, denn neben seiner großen therapeutischen Breite zeichnet sich Weißdorn-Extrakt durch seine sehr gute Verträglichkeit aus. Die Frage nach »Risiken und Nebenwirkungen ...« kann ebenso wie jene nach Wechselwirkungen mit anderen Arzneimitteln verneint werden. Auch in dieser Hinsicht unterscheiden sich Weißdorn-Extrakte von anderen Substanzen zur Therapie der chronischen Herzinsuffizienz.

Einzigartiges Wirkprofil

Weißdorn-Extrakt unterscheidet sich in der Art seines therapeutischen Wirkens von den klassischen Substanzen gegen Herzschwäche. Auf Grund seiner viel gefächerten herzschützenden Eigenschaften und zahlreichen Ansatzpunkte besitzt er ein anderes Wirkprofil. Im Gegensatz zu synthetisch-definierten Medikamenten zur Behandlung der Herzinsuffizienz, welche die Gefäße verengen und die Schlagkraft des Herzens herabsetzen, bewirkt er genau das Gegenteil: Er erweitert die Gefäße und erhöht die Kontraktionskraft des Herzmuskels.

In seiner Wirkung auf die spontane Herzfrequenz verhält sich der Extrakt weitgehend neutral, steigert jedoch die Reizleitungsfähigkeit und setzt die Erregbarkeit des Herzens herab. Damit vereint Weißdorn-Extrakt die erwünschten Eigenschaften von ACE-Hemmern, Digitalis und Beta-Rezeptorblockern in sich: dreifache Wirksamkeit auf einmal.

Gute Kombinierbarkeit

Die Pflanze für das Herz lässt sich gut gemeinsam mit anderen Medikamenten gegen Herzinsuffizienz einsetzen. Dies kann beispielsweise in fortgeschrittenen Stadien der Krankheit sinnvoll sein. So bewährt sich im Stadium NYHA III die Kombination von Weißdorn-Extrakt mit niedrig dosierten ACE-Hemmern.

Da Weißdorn-Extrakt einerseits keine Nebenwirkungen besitzt und gut verträglich ist, andererseits ein breites Spektrum an Wirkungen bietet, eignet er sich sehr gut zur Behandlung bei älteren Patienten. Denn diese leiden neben der Herzschwäche oftmals noch unter weiteren Beschwerden, wie beispielsweise Diabetes mellitus.

Hoher Nutzen, geringe Risiken

Im Vergleich: Nutzen-Risiko-Profil von Arzneimitteln bei chronischer Herzinsuffizienz

NUTZEN	Digitalis	Diuretika	ACE-Hemmer	Beta-blocker	Weißdorn
Steigerung der Pumpleistung	+	−	−	−	+
Senkung der Vorlast	−	+	+	+	+
Senkung der Nachlast	−	+	+	+	+
Vasodilatation	−	−	+	+	+
Antioxidation	−	−	−	+	+
Radikalfänger-Eigenschaft	−	−	−	+	+
Einfluss auf neurohumorale Parameter	−	−	+	+	+
Kardioprotektion	−	−	+	+	+
RISIKO					
Wechsel-wirkungen	+	+	+	+	keine
Nebenwirkungen	+	+	+	+	geringe
Einfluss auf Elektrolyte	+	+	+	+	keine
Therapeutische Breite	klein	groß	groß	groß	groß

Innovation in der Phytopharmaka-Forschung

Erkenntnisse, ob Weißdorn-Extrakt auch die Überlebens-
zeit der Patienten zu verlängern vermag, stehen bislang
noch aus. Mit der SPICE-Studie, von Survival and Progno-
sis Investigation of Crataegus Extract WS
1442 in CHF, wird dieser weiße Fleck auf
der Karte der Weißdorn-Wirkungen jedoch
verschwinden.

> »Man muss etwas
> Neues machen,
> um etwas Neues zu
> sehen.«
>
> GEORG CHRISTOPH
> LICHTENBERG
> (1742–1799)

Die derzeit laufende zweijährige Studie
ist, wie ihr Name schon sagt, eine im
wahrsten Sinn »würzige Angelegenheit«.
Eine Studie dieser Größenordnung wurde
bislang noch nie mit einem pflanzlichen
Arzneimittel durchgeführt. SPICE wird als
erste internationale placebo-kontrollierte Doppelblindstu-
die den Einfluss des Weißdorn-Extraktes auf die Sterblichkeit prüfen. Ein absolutes Novum. Doch um etwas »Neues
zu sehen, muss man etwas Neues machen«. Eine Prämisse,
nach der der Phytopharmaka-Hersteller Dr. Willmar
Schwabe Arzneimittel in Karlsruhe schon viele Jahre mit
großem Erfolg verfährt: Wer wagt, gewinnt ...

Und so gab man, ermutigt durch die aus den bisherigen
Untersuchungen gewonnenen Einsichten in die therapeutische Bandbreite des Extraktes WS 1442, die Studie in Auftrag. Eingeschlossen sind über 2300 Patienten mit Herzinsuffizienz in den Stadien II und III nach NYHA. Eine Hälfte
der Patienten erhält über zwei Jahre hinweg täglich zweimal 450 mg WS 1442 (CrataeguttR novo 450), die andere
Hälfte ein Scheinmedikament, Placebo genannt. Die ersten
Ergebnisse aus den beteiligten rund 120 Therapiezentren
in sieben europäischen Ländern werden ab Ende 2003 er-
wartet.

Von der Brauchbarkeit einer Therapie oder vom Wohl des Patienten

»Um Leben zu erforschen, muss man sich am Leben beteiligen. Man kann zwar den Versuch machen, Lebendes aus nicht Lebendem abzuleiten, aber dieses Unternehmen ist bisher misslungen«, sagte schon Freiherr von Weizsäcker (1886–1957). Lebendes lässt sich nur aus dem Lebendem ableiten. So sieht man das auch im Hause Schwabe. »Die Brauchbarkeit einer Therapie«, wie es einst dessen Geschäftsführer formulierte, »erschließt sich nicht allein aus experimentell gefundenen Zahlen und Daten, sondern vielmehr erst aus ihren Auswirkungen auf den realen Alltag eines Patienten und seiner Angehörigen, deren Kompetenzen und vor allem deren Lebensqualität.« Diesen Worten gemäß ist auch der Nutzen einer Behandlung, nicht nur jener der Herzinsuffizienz, keineswegs allein anhand ihrer Erfolge, mithin nur hinsichtlich ihrer therapeutischen Wirksamkeit, zu bewerten. Wichtig ist vielmehr auch, ob und wie sich eine Therapie in der täglichen Praxis bewährt: welche Auswirkungen sie auf die Lebensqualität der Patienten und damit auf deren Alltag hat. Und – welche Kosten durch sie entstehen. Ein vor allem im Hinblick auf die chronische Ressourcenknappheit im Gesundheitsetat nicht unerhebliches Kriterium.

> Eine groß angelegte Studie untersucht derzeit Nutzen und Kosten in der täglichen Praxis.

Der Überprüfung all dieser für die Praxis relevanten Aspekte stellt sich nun der Weißdorn-Extrakt. Eine Studie befasst sich derzeit mit Nutzen und Kosten der Therapie. Geprüft wird dabei, wie die Therapie mit dem Extrakt WS 1442 das Fortschreiten der Erkrankung beeinflusst und in Folge die krankheitsbedingt beeinträchtigte Lebensqualität des Patienten steigert. Auch die Behandlungskosten werden berücksichtigt. So lässt sich die tatsächliche Praxisrealität in der Behandlung der Herzschwäche gut abbilden.

Über drei Jahre hinweg werden dazu die Therapieergebnisse sowie die Kosten von Weißdorn-Extrakt im Vergleich zu anderen Medikationen untersucht. Was über die 36 Monate im Auftrag des Hauses Schwabe dargestellt wird, ist ebenso wie die SPICE-Studie eine »Erstbesteigung«: Eine vergleichbare Untersuchung wurde niemals zuvor durchgeführt.

Angesichts ihrer Zielsetzung wurden die üblichen Studienbedingungen, die der Praxiswirklichkeit meist wenig entsprechen, bewusst vermieden. Um die Situation, mit welcher der Arzt konfrontiert ist, so real wie möglich zu erfassen, wird ihm unter anderem die freie Entscheidung bei der Wahl der Behandlung überlassen. Die gemäß wissenschaftlichem Standard geforderte Vergleichbarkeit der untersuchten Therapien muss natürlich dennoch gewährleistet sein. Dies wurde dadurch erzielt, dass man die in die Studie eingeschlossenen Patienten nach ihren Befunden in zueinander passende und damit vergleichbare Paare zusammenstellte. 588 Patienten werden mit dem Extrakt WS 1442, die restlichen 364 Patienten mit anderen bei Herzinsuffizienz in NYHA II indizierten Behandlungen therapiert.

Die ersten Zwischenergebnisse der seit Sommer 1999 an bundesweit 217 Prüfzentren laufenden Studie wurden bereits im Juni 2001 bei einem großen Kongress für Allgemeinmedizin, »Wonca Europe«, im finnischen Tampere vorgestellt. Was die therapeutische Wirksamkeit angeht, erwiesen sich die einzelnen Behandlungsstrategien erwartungsgemäß als vergleichbar. Bei der durch eine Selbstbewertung seitens des Patienten (»EuroQol-VAS«) und den »Living with Heart Failure Questionnaire« ermittelten Lebensqualität geben sich hingegen bereits nach einem Jahr deutliche Unterschiede zu erkennen: Bei den mit Weißdorn-Extrakt behandelten Patienten sind die Werte deutlich positiver als bei anderen Patienten.

Noch weiter im Vorsprung gegenüber den anderen Therapien ist Weißdorn bei den Begleitsymptomen, mit denen die Herzschwäche typischerweise einhergeht, unter anderem der krankheitsbedingte körperliche Leistungsabfall und Atemnot. Diese Beschwerden haben sich binnen einen Jahres bei den Weißdorn-Patienten signifikant gebessert. Ein Therapienutzen, der sich bei den mit anderen Therapien behandelten Patienten ebenfalls nicht verzeichnen ließ, ist der Rückgang der Verschreibung anderer Präparate wie ACE-Hemmer, Diuretika und Glykoside.

Unterschiede in den bislang angefallenen Behandlungskosten waren jedoch zu diesem frühen Untersuchungszeitpunkt noch nicht zu verzeichnen. Hierzu gilt es die Endergebnisse abzuwarten, die mit der Gesamtauswertung der Studie voraussichtlich Ende des Jahres 2002 vorliegen werden. Doch anhand dieser bemerkenswerten Zwischenresultate lassen sich bereits erste Prognosen aufstellen. Diese lauten, dass abgesehen von der guten Wirksamkeit auch ein enorm hoher Nutzen für den Patienten aus der Behandlung mit Weißdorn-Extrakt resultiert – alles weitere gute Argumente, die für Weißdorn sprechen.

Stärkend und beruhigend zugleich

»Wir werden nicht aufhören zu forschen, und das Ende all unseres Forschens wird sein, dort anzukommen, von wo wir aufbrachen (...)«

THOMAS STEARNS ELIOT
(1888–1965)

Dass Weißdorn-Extrakt eine deutliche und dauerhafte Verbesserung der Herzleistung bewirkt, wurde ihm auf dem wissenschaftlichen Prüfstand viele Male bescheinigt. Abseits von den positiven Effekten auf die Leistungsfähigkeit des Herzmuskels ließ sich in den zahlreichen Studien zu seiner Wirksamkeit noch ein weiteres Szenario beobachten: Die Behandlung mit Weißdorn stabilisiert das psychische Befinden und erhöht die Lebensqualität der Patienten.

Zunächst als angenehmer Nebeneffekt verbucht, weckte diese Eigenschaft schließlich doch die wissenschaftliche Neugier. So machte man sich daran, sie in Untersuchungen gezielt unter die Lupe zu nehmen. Das Forschungsobjekt erwies sich nicht als Zufallsprodukt, sondern als Dauerbrenner. Denn stets wiederholte sich, was das Aufsehen erregt hatte: Parallel zu den körperlichen Beschwerden führte Weißdorn-Extrakt zu einer signifikanten Verbesserung des seelischen Befindens. Jene Patienten, die in den Studien mit Weißdorn behandelt worden waren, fühlten sich nach ihren eigenen Angaben sowohl emotional wie körperlich wesentlich belastbarer.

> Weißdorn hat auch einen spürbar guten Einfluss auf die Seele.

Diese subjektiven Einschätzungen wurden durch die von ärztlicher Seite erhobenen Befunde bestätigt. Das Stimmungsbarometer war nachweisbar gestiegen, während die oft ausgeprägte Sorge um die Gesundheit ebenso wie Angstzustände und Depressionen deutlich zurückgingen. Die Patienten waren ausgeglichener und zuversichtlicher, kamen aus ihrem emotionalen »Schneckenhaus« hervor und zeigten wieder mehr Interesse an der Umwelt. Auch die Nachtruhe verlief wieder ungestört und die Patienten konnten sich besser entspannen. Die Vermutung hatte sich bestätigt: Weißdorn harmonisiert nicht nur die Herzfunktionen, sondern auch Nerven und Psyche.

»Mehr als ein Herz-Kreislauf-Mittel?«

Die Autorin im Gespräch mit Professor Dr. Reinhard Saller, einem der renommiertesten Experten im Bereich Phytotherapie, über das Wirkungsspektrum von Weißdorn und dessen Anwendung in der Praxis:

Bei welchen Beschwerden setzen Sie Weißdorn in Ihrer Praxis überwiegend ein?

Dazu ist vorweg zu sagen, dass nicht einzelne Beschwerden für sich, sondern vielmehr die Situation, der Kontext insgesamt, in dem sich der betreffende Patient befindet, betrachtet werden sollte. Deshalb gilt es einerseits zu berücksichtigen, welche Störungen im Vordergrund stehen, und andererseits, wo sich vom Spektrum der Beschwerden her ein sinnvoller Behandlungsansatz ergibt. Das heißt, wo sind Reaktionsmöglichkeiten des Organismus und des Patienten, die therapeutisch genutzt werden können.

Einen üblichen Behandlungsanlass stellt beispielsweise die Anwendung von Weißdorn zur Herzberuhigung, ohne müde zu machen, dar. Ebenso wie funktionelle Herzbeschwerden, die mit Symptomen wie rascher Ermüdbarkeit, Atemnot und Leistungsschwäche einhergehen.

Wie sich zeigte, führt die Behandlung mit Weißdorn in mehrerer Hinsicht zu einer Verbesserung des psychischen Befindens. Konnten Sie diese Beobachtung ebenfalls machen?

Ich habe in meiner Praxis die Erfahrung gemacht, dass Weißdorn eine Beruhigung in dem Sinne bewirkt, dass Aufgeregtheit und Nervosität zurückgenommen werden. Ohne dabei zu Lasten der Konzentrationsfähigkeit zu gehen: Aufmerksamkeit und Reaktionsbereitschaft bleiben ganz offensichtlich in vollem Umfang erhalten.

Insgesamt erhöht Weißdorn die körperliche und psychische Belastbarkeit und hilft, Stress besser zu bewältigen: Die begründete Erwartung, die Anforderungen meistern zu können, wird gestärkt und damit der Stress als befürchtete Überforderung verringert.

Für eine Art eigenständiger Wirkkomponente auf psychischer Ebene, die über die rein kardialen Effekte hinausgeht, sprechen auch Berichte meiner Patienten. Bei einer Reihe von ihnen stellte sich, nachdem sie vier bis sechs Wochen mit Weißdorn-Zubereitungen behandelt worden waren, nach dem Absetzen des Medikamentes ein kurzfristiger Zustand von Dysphorie ein. Unter anderem gekennzeichnet durch depressive Verstimmtheit und eine Art Antriebsschwäche – Symptome, die ein bis zwei Tage bestehen blieben und dann abschließend verschwanden. Auch dies deutet darauf hin, dass Weißdorn ausgleichende und energetisierende Wirkungen besitzt.

Sie haben Weißdorn-Extrakt auch selbst angewendet. Wie waren Ihre eigenen Erfahrungen?

Ich probiere phytotherapeutische Arzneimittel, die ich verordne, in der Regel auch selbst aus. Verschiedene Weißdorn-Zubereitungen habe ich jeweils über rund vier Wochen hinweg eingenommen. Dabei stellte ich unter anderem fest, dass rasch die Motivation für körperliche Belastungen und im Laufe der Zeit auch die körperliche Belastungsfähigkeit stiegen. Zudem habe ich mich schneller wieder von verschiedenen körperlichen Anstrengungen erholt. Aspekte, aufgrund derer Weißdorn-Zubereitungen unter anderem auch für Sportler interessant sein könnten, indem deren energetisierende Wirkungen als eine Art »pflanzliches Doping« zum Tragen kommen könnten.

Sollte angesichts des großen Wirkspektrums von Weißdorn sein Einsatzbereich nicht weiter gefasst werden?

Weißdorn-Extrakte sind sicherlich mehr als einfache Herz-Kreislauf-Mittel. Dieses klassische phytotherapeutische Vielstoffgemisch ist unter anderem auch ein Konstitutionsmittel, bei dessen Einsatz mitunter die Konstitution, das heißt die Reaktionsweise und Reaktionsmöglichkeiten eines Patienten mehr im Vordergund stehen können als übliche, »rein« kardiale Beschwerden.

Dieser Charakter eines »Gesamtkonzeptes«, dessen therapeutische Möglichkeiten über die Behandlung der kardialen Symptomatik hinausgehen, wird derzeit noch viel zu wenig berücksichtigt oder gar ausgenutzt.

Geht man wieder auf Alltagsprobleme zurück, so eignen sich Weißdorn-Zubereitungen beispielsweise bei Patienten, die Probleme mit dem Einschlafen beziehungsweise Durchschlafen haben, weil sie nicht abschalten können, überreizt sind und ihr Herz rast – ihr Herz also Ausdrucksorgan körperlicher und seelischer Gespanntheit ist. Diese Wirkungen können auch bei Herzjagen und vergleichbaren Symptomen genutzt werden: Weißdorn bewirkt bei sorgfältiger Auswahl der Patienten in kurzer Zeit ein Nachlassen der Beschwerden.

Das plurivalente Vielstoffgemisch »Weißdorn« besitzt ein vielfältiges Potential. So scheinen neben den kardiovaskulären Wirkungen und Eigenschaften als Radikalfänger einzelne Wirkkomponenten auch milde entzündungshemmende Eigenschaften zu besitzen. Alle diese Effekte könnten sich gemeinsam mit den eher seelischen Wirkungen, die bei einem Teil der Patienten auch gewisse antidepressive Eigenschaften umfassen, günstig bei Patienten in der Sekundärprävention nach einem Herzinfarkt auswirken. Wie wiederholt dokumentiert, scheint der Grad der Depressivität das Risiko eines weiteren Herzinfarktes erheblich zu erhöhen. Entsprechend könnte in der Vorbeugung eines Reinfarktes ein weiterer, allerdings noch zu beforschender Anwendungsbereich des Vielstoffgemisches »Weißdorn« liegen.

Prof. Saller ist seit mehreren Jahren an der Universität Zürich, Department für Innere Medizin, tätig und Inhaber des Lehrstuhls für Naturheilkunde.

»Doch ein klassisches Herz-Kreislauf-Medikament?«

Die Autorin im Gespräch mit dem Pharmakologen Professor Dr. Dieter Loew über Wirkungen und Wirksamkeit von Weißdorn-Extrakt und dessen Anwendung in der Praxis:

Was ist über die Wirkung von Weißdorn-Extrakt bekannt?

Die Inhaltsstoffe und deren Einzelwirkung sowie die Gesamtwirkung von Spezialextrakten. Diese steigern die Leistungsfähigkeit des Herzens, verbessern die Durchblutung und wirken ökonomisch in dem Sinn, dass sie den Sauerstoffverbrauch des Herzmuskels senken, zugleich jedoch dessen Schlagkraft erhöhen. Darüber hinaus wirken sie

Rhythmusstörungen entgegen und senken einen erhöhten Blutdruck. Beim Patienten zeigt sich dies durch eine gesteigerte Leistungs- und Belastungsfähigkeit. Zudem erhöht sich die Lebensqualität.

Solche Extrakte sind besonders bei leichter Herzinsuffizienz optimal, da sie kaum Nebenwirkungen, dafür jedoch ein breites Wirkprofil – wie Beta-Blocker, Digitalis und ACE-Hemmer zusammen – haben.

Was ist das Anwendungsgebiet für Weißdorn-Extrakt?

Eindeutig eine eingeschränkte Herzleistung im Stadium NYHA II. Hier hat sich Weißdorn-Extrakt in der Monotherapie chemisch-definierten Arzneimitteln als vergleichbar erwiesen. Bei Herzinsuffizienz im Stadium NYHA III bewährt er sich in Kombination mit Diuretika, alternativ zu Digitalis-Präparaten. Eine ideale Medikation, da hier kaum Nebenwirkungen und vor allem keine Wechselwirkungen mit anderen Arzneimitteln auftreten.

Gehört die Anwendung von Weißdorn-Extrakt-Arzneimitteln zur Schulmedizin oder sehen Sie darin eine Außenseitermedizin?

Ganz klar in die Schulmedizin, denn die medizinische Qualität dieser Arzneimittel ist belegt, ebenso wie deren therapeutische Wirksamkeit durch zahlreiche Studien umfassend nachgewiesen wurde. Darüber hinaus ist die Pharmakologie von Weißdorn-Extrakt-Arzneimitteln bekannt und die toxikologische Unbedenklichkeit – die Anwendungssicherheit – bewiesen.

Prof. Loew ist Internist und Pharmakologe an der Johann Wolfgang von Goethe-Universität Frankfurt.

Es wird leicht ums Herz ...

Ungeachtet aller Belege seiner guten Wirksamkeit und seines breiten Wirkspektrums haftet Weißdorn-Extrakt in Kardiologenkreisen dennoch weiterhin das Image eines Edel-Placebos an. Bei vielen gilt es als »Herzmittel von anno dazumal«, wenn auch zweifelsohne als ein sehr sympathisches. Denn frei von Nebenwirkungen und gut verträglich erscheint es als die ideale Lösung, den Patientenwunsch nach etwas »fürs Herz« zu erfüllen. Schließlich stehen pflanzliche Arzneimittel beim Patienten hoch im Kurs. Wenn er sich damit besser fühlt und sein Herzenswohl gestärkt sieht, warum nicht? Solange er keine wirklich ernsthaften Herzbeschwerden hat ...

Das findet dann auch die Zustimmung der »orthodoxen Therapie«, wie der Prince of Wales jüngst jene Fraktion der Schulmedizin bezeichnete, für die Phytopharmaka unbeirrt vom wissenschaftlichem Status quo noch immer zu den medizinischen Anekdoten zu rechnen sind. Denn mit seinem Weißdorn-Rezept kann der Patient zufrieden aus der Praxis in die nächste Apotheke gehen und ist beruhigt. Das ist er in der Tat. Und zwar in einer Weise, die auch die vom britischen Thronfolger Prinz Charles so treffend titulierten Zirkel dazu bewegen dürfte, ihre Sicht vom Weißdorn zu überdenken. Denn das vielerseits belächelte »Gefühl der Erleichterung« und des »Schutz des Herzens«, das die Patienten bekunden, erweist sich als alles andere als ein »sympathischer« Placebo-Effekt.

Es hat seinen guten Grund, weshalb Weißdorn bereits so lange nicht nur dem Wohle des Herzens, sondern auch jenem der Nerven und der Psyche dient. Heilanzeigen wie »nervöse Herzbeschwerden« und »Herzangstneurose« sind vollauf berechtigt. Ebenso wie seine jahrhundertelange Anwendung zur Beruhigung eines überstrapazierten Nervenkostüms und damit verbundener Beschwerden sowie zur Harmonisierung eines instabilen psychischen Gleichgewichts.

Denn Weißdorn reduziert die schädlichen Auswirkungen von Stress. Damit beruhigt und kräftigt er die Nerven, stärkt und entlastet den Herzmuskel. Beleuchtet man die diesen Eigenschaften zu Grunde liegenden Reaktionen genauer, zeigt sich, wo die Fäden zusammenlaufen: beim psychischen Stress. Wie dieser das Herz belasten und damit kränken kann, wurde bereits beschrieben (siehe auch Seite 66 ff.).

Der Tatsache, dass Weißdorn nicht nur die körperlichen Beschwerden, sondern auch die psychische Verfassung so deutlich verbessert, liegt eine einfache kausale Kette zu Grunde. Was das hochtourig laufende Nervensystem einige Gänge zurückschaltet, ist just das, was den Herzmuskel aufatmen lässt. Die hohe Wirksamkeit von Weißdorn-Extrakt bei nachlassender Leistung des Herzmuskels beruht darauf, dass dieser das Herz sowohl in physiologischer Hinsicht entlastet, als auch das von ihm nimmt, was es ebenso enorm schwächt – nämlich Stress.

Die nahe liegende Erklärung für die Besserung des psychischen Befindens unter der Therapie mit Weißdorn erschien zunächst schlicht als Reaktion auf den Rückgang der körperlichen Beschwerden: ein indirekter Effekt infolge des allgemein gesteigerten Gesundheitszustandes. Eine lang gehegte Vermutung, die sich jedoch als nicht zutreffend erwiesen hat. Vielmehr ist Weißdorn auf beiden Schauplätzen, am Herzmuskel wie im Nervensystem, aktiv am Geschehen beteiligt. Indem er den Reaktionen auf Stress Einhalt gebietet, reduziert er auf direktem Wege, was den Herzmuskel schwächt. Zusätzlich greift er ihm über die geschilderten Mechanismen stärkend »un-

Weißdorn entlastet Herz und Nerven.

ter die Arme«. Was die Nerven anbelangt, so profitieren diese ebenso davon, dass Weißdorn den überaktiven Sympathikus und die Ausschüttung jener Stoffe abbremst, aus denen der Stress ist: Kortisol, Adrenalin und Noradrenalin.

Angesichts dieser »systemübergreifenden« Palette sollte man sich wieder ins Gedächtnis rufen, dass Weißdorn-Extrakt ein pflanzliches Arzneimittel ist und als solches nicht nur über einen, sondern über ein weites Spektrum an Wirkstoffen verfügt. Entsprechend viel gefächert sind die Effekte und entsprechend zahlreich die Ebenen, auf denen er heilend eingreifen kann.

ANDERE LÄNDER, ANDERE SITTEN UND INDIKATIONEN

Wie erwähnt, bewegt sich Weißdorn in einem größeren Revier. Seine Anwendungsgebiete beschränken sich nicht nur auf die Herzschwäche im Stadium NYHA II. Jenseits deutscher Grenzen ist die Liste seiner Heilanzeigen länger. In Frankreich werden Weißdorn-Extrakte auch bei nervös bedingten Beschwerden, vor allem in Verbindung mit Schlafstörungen empfohlen. Auch auf der iberischen Halbinsel ist die Anwendung bei Nervosität weit verbreitet. Italien nennt weiterhin die Indikation Herzneurose. Ähnlich wie die Schweiz, die bei nervösen Herzbeschwerden zur Anwendung von Weißdorn rät.

Nicht unerwähnt bleiben darf allerdings an dieser Stelle, dass diese Heilanzeigen nicht im Sinne der für ein rationales Phytopharmakon geforderten Kriterien untermauert sind. Der wissenschaftliche Beleg für die Wirksamkeit bei den genannten Indikationen wurde bislang nicht erbracht. Deshalb ist Weißdorn-Extrakt hierzulande nur bei Herzinsuffizienz in den genannten Krankheitsstadien offiziell zugelassen.

Des Weißdorns Herzschutztruppen

Wie bringt Weißdorn jedoch den Stein ins Rollen, der auf dem Herzen liegt? Eine Frage, die sich auch Wissenschaftler gestellt haben; unter anderem an der Freien Universität Berlin und in Karlsruhe. Die Antwort der Forscher lautet in einem Wort: *Flavonoide*. Des Rätsels Lösung ist man in den Laboren des Karlsruher Unternehmens Dr. Willmar Schwabe, führender Hersteller rationaler Phytopharmaka, schon länger auf der Spur. Auf Grund ihrer Untersuchungen war der Karlsruher Forschungsabteilung seit Jahren bekannt, dass die Flavonoide im Weißdorn noch eine ganz spezielle Gabe besitzen. Eine, die nicht zuletzt auch angesichts des Anwendungsgebietes dieser Heilpflanze bislang recht wenig Beachtung fand.

Zu Unrecht, denn die Weißdorn-Stoffe, die für seine guten Wirkungen auf des Herzens Leistungskraft hauptverantwortlich zeichnen, bergen ein weiteres immenses Potenzial: Flavonoide haben ausgeprägte antidepressive Eigenschaften. Darin liegt die Kraft, welche die Lasten vom Herzmuskel nimmt. Flavonoide räumen die Steine auf dem Weg zum psychischen Wohlbefinden zur Seite und lassen sie vom Herzmuskel herabfallen.

Depressionen gehen, wie bereits geschildert, ans Herz, indem sie ihm auf mehreren Ebenen zugleich Stress machen (siehe Seite 90 ff.). Indem Weißdorn antidepressiv wirksam ist, reduziert er die zahlreichen schädlichen Wirkungen von Stress. Denn die Effekte, die depressive Störungen und psychologischer Stress am Herzen entfalten, beruhen auf den gleichen Mechanismen. Wie beschrieben, ist das der Grund, warum koronare Herzerkrankungen und Depressionen so häufig gemeinsam auftreten. Zur Verdeutlichung seien hier noch einmal stichpunktartig die wichtigsten Wege skizziert, auf denen Depressionen das Herz schädigen und das Risiko für eine Herzinsuffizienz und andere Herzerkrankungen erhöhen.

- Sie aktivieren den Sympathikus und hemmen den Parasympathikus. Damit erhöhen sich die Herzfrequenz und der Blutdruck.
- Der Sauerstoffbedarf des Herzens wird erhöht. Bei einem ohnehin überlasteten Herzmuskel, der aufgrund verengter Herzkranzgefäße bereits seine Mühe hat, das Herz ausreichend mit Sauerstoff zu versorgen, ist dies besonders fatal.
- Die Variabilität der Herzfrequenz verringert sich, wodurch sich das Herz schlechter an die ständig wechselnden Erfordernisse anpassen kann, die ihm der Körper stellt.
- Es wird verstärkt Kortisol von der Nebennierenrinde ausgeschüttet. Mit ebenso weit reichenden wie üblen Folgen: Der Blutdruck steigt, desgleichen die Konzentrationen von Cholesterin wie anderen Blutfetten und die Wände der Blutgefäße werden geschädigt. Letzteres ebnet den Weg, der zur Verengung der Herzkranzgefäße führt.
- Die Neigung der Thrombozyten, sich aneinander zu lagern, wird erhöht. Diese verstärkte Aggregationsneigung kann fatale Konsequenzen haben. Zu den gefährlichsten zählen Blutgerinnsel – Thromben –, die zum gefürchteten Verschluss der Herzkranzgefäße führen können.

Angesichts dessen lässt sich verstehen, weshalb Flavonoide über ihre antidepressiven Wirkungen das Herz vor Stress schützen können. Sie drücken jene Knöpfe, die stimmungsaufhellende Kräfte entfalten, und setzen zugleich Mechanismen in Gang, die den oben genannten Reaktionen entgegenwirken.

- Sie dämpfen die übermäßige Aktivität des Sympathikus. Auf diese Weise pendelt sich die Herzfrequenz wieder auf ihren gesunden Takt ein und ein erhöhter Blutdruck geht nach unten. Indem der Sympathikus nicht mehr unter Hochspannung steht, beruhigt sich auch das Nervensystem. Und mit ihm wiederum das Herz.

- Die Anpassungsfähigkeit der Herzfrequenz normalisiert sich. Dadurch kann das Herz wieder adäquat auf die Forderungen reagieren, die ihm der Körper durch seinen ständig wechselnden Versorgungsbedarf stellt. Das bedeutet, dass dem Herzmuskel der durch Stress ausgelöste erhöhte Sauerstoffbedarf weniger Probleme bereitet – eine der schädlichsten Wirkungen von Stress mithin geringer wird.

- Die verstärkte Ausschüttung von Corticotropin Releasing Factor (CRF) durch den Hypothalamus wird gesenkt. Damit sinken auch die erhöhten Konzentrationen der Hormone Kortisol, Adrenalin und Noradrenalin – jene Stoffe, die eine der schädlichsten Botschaften an das Herz überbringen: Stress.

Anhang

Kardiologisches Vokabular

Nachfolgend der nötige Wortschatz, um sich auf der Reise durch die Begriffswelten, in denen sich die Lehre von den Krankheiten des Herzens und des Kreislaufs bewegt, besser zurechtzufinden.

Aneurysma: Eine sackförmige Ausweitung eines Blutgefäßes. Diese überdehnt die Wand des betreffenden Gefäßes und birgt somit die Gefahr eines Risses und einer Blutung in sich.

Angina pectoris: Die Enge des Herzens, so die wörtliche Bedeutung dieses Begriffs. In der Tat macht sich diese Erkrankung als drückendes Engegefühl hinter dem Brustbein sowie häufig auch durch Atemnot bemerkbar. Ein solcher Angina-pectoris-Anfall setzt plötzlich und typischerweise bei psychischer oder körperlicher Belastung ein und klingt in Ruhe nach 5 bis 10 Minuten wieder ab.

Angiographie: Ein Diagnoseverfahren, bei dem mittels Röntgen die Blutgefäße sichtbar gemacht werden. Hierzu wird dem Patienten vor der Untersuchung ein Kontrastmittel gespritzt.

Angioplastie: Eine andere Bezeichnung für Ballondilatation.

Arteriosklerose: Verengung der Blutgefäße durch Anlagerung von Plaques an den Gefäßwänden.

Ballondilatation: Ein Verfahren zur Erweiterung eines verengten oder verschlossenen Blutgefäßes und somit zur Verbesserung der Durchblutung. Dabei wird ein Katheter, an dessen Ende ein winziger Ballon befestigt ist, in das Gefäß eingeführt und aufgeblasen, sobald er an dessen verengtem oder verschlossenem Bereich angelangt ist, wodurch die Erweiterung erreicht wird.

Beta-Blocker: Bei unterschiedlichen Herzerkrankungen angewendetes Medikament, das die so genannten Beta-Rezeptoren am Herzen blockiert – daher sein Name – und so den Herzschlag verlangsamt. Beta-Blocker werden daher häufig zur Senkung eines zu hohen Blutdrucks eingesetzt.

Bradykardie: Ein zu langsamer Herzschlag, weniger als 60 Schläge pro Minute (bei Erwachsenen).

Bypassoperation: Bei diesem Eingriff werden verengte Stellen in den Herzkranzgefäßen mit einem so genannten Bypass – Arterien vom Brustkorb, Venen aus den Beinen oder Kunststoffschlauche – umgangen. So wird der Blutfluss zum Herzmuskel nicht mehr durch die Verengung behindert.

Defibrillation: Therapiemaßnahme bei Herzrythmusstörungen und Herzjagen, im Zuge derer das Herz kurze Stromstöße erhält. Dadurch soll erreicht werden, dass es wieder regelmäßig und mit normaler Frequenz schlägt.

Digitalis: Aus dem Fingerhut (Digitalis purpurea) hergestelltes Arzneimittel gegen verschiedene Herzerkrankungen.

Diuretika: Harntreibende Medikamente, welche die Wasserausscheidung aus dem Organismus verstärken und bei Herzerkrankungen vielfach Anwendung finden.

Echokardiographie: Eine Ultraschalluntersuchung des Herzens, die via Monitor Aufschluss über die Funktion von Herzklappen und -gefäßen gibt.

Elektrokardiogramm: Kurz EKG genannt und das wohl bekannteste Diagnoseverfahren bei Herzerkrankungen. Dabei werden die elektrischen Impulse gemessen, die beim Herzschlag auftreten, und als fortlaufende Kurve auf einem Monitor sichtbar gemacht. Aus Abweichungen vom normalen Verlauf der Herzstromkurve erhält man Rückschlüsse auf etwaige Erkrankungen des Herzens.

Ergometrie: Messung der körperlichen Belastbarkeit unter Belastung, z.B. auf einem Standfahrrad. Geprüft werden bei dieser auch Belastungs-EKG genannten Diagnosemethode Blutdruck, Herzschlag und -rhythmus sowie die Lungenfunktionen.

Herzasthma: Atemnot durch Herzschwäche. Diese bewirkt, dass sich Blut in der Lunge staut und so Atembeschwerden und Husten eintreten.

Herzflimmern: Extrem starke Herzrhythmusstörung mit sehr schnellen, aber uneffektiven Herzschlägen.

Herzinsuffizienz: Schwäche des Herzmuskels, wodurch das Herz nicht mehr in der Lage ist, die anströmende Blutmenge vollständig aufzunehmen und weiterzuleiten.

Herzjagen: Tachykardie.

Herzschrittmacher: Elektronisches Gerät zur Unterstützung des Herzschlags, das unter lokaler Betäubung in den Körper eingebracht und über ein dünnes Kabel mit dem Herzen verbunden wird. Dieses erhält aus der Batterie des Schrittmachers elektrische Impulse, wodurch seine Schlagfrequenz konstant gehalten und ein möglicher Herzstillstand verhindert werden soll.

Hypertonie: Zu hoher Blutdruck.

Hypotonie: Zu niedriger Blutdruck.

Ischämie: Mangelnde Durchblutung von Organen oder Körperteilen.

Kalzium-Antagonisten: Diese bei verschiedenen Herzerkrankungen angewendeten Medikamente verhindern die Aufnahme von Kalzium am Herzmuskel (Kalzium ist essentiell für die Muskelfunktion) und verlangsamen so die Herztätigkeit.

Katheter: Sehr feiner, dünner Kunststoffschlauch, der zu Diagnosezwecken oder zur Therapie in die Blutgefäße eingeführt und darin bis zu einer bestimmten Stelle vorgeschoben werden kann.

Koronarangiographie: Röntgenaufnahme der Herzkranzgefäße; die dazu erforderlichen Kontrastmittel werden dem Patienten über einen Herzkatheter zugeführt.

Koronare Herzkrankheit, kurz *KHK:* Durchblutungsstörung des Herzens.

Koronarien, auch *Koronararterien:* Die Herzkranzgefäße, die ihren Namen erhalten haben, weil sie mit ihren fein verästelten Verzweigungen wie ein Kranz um das Herz liegen und dieses vollständig mit Blut versorgen.

Koronarsklerose: Verkalkung der Herzkranzgefäße.

Myokard: Der Herzmuskel, der die Wände des Herzens bildet und wesentlich stärker und kräftiger als alle anderen Muskeln des Körpers ist.

Perkutane Transluminale Coronare Angioplastie (PTCA): Eine Ballondilatation speziell zur Erweiterung verengter Herzkranzgefäße.

Plaque: Ablagerung an der Gefäßinnenwand.

Primärprävention: Verhinderung einer Erkrankung durch gezielte Vorbeugemaßnahmen.

Sekundärprävention: Verhinderung des Fortschreitens einer bereits bestehenden chronischen Erkrankung durch gezielte Maßnahmen.

Stenose: Verengung; nicht nur die Blutgefäße betreffend, sondern generell im gesamten Körper, z.B. im Darm.

Tachykardie: Zu schneller Herzschlag, mehr als 100 Schläge pro Minute (bei Erwachsenen).

Literatur

Carola Halhuber (Hrsg.): *Die koronare Herzkrankheit – eine Herausforderung an Gesellschaft und Politik.* perimed Fachbuch-Verlagsgesellschaft. Erlangen 1986. ISBN 3-88429-102-5

Max J. Halhuber (Hrsg.): *Umfassende Herzinfarktnachsorge in Klinik und Praxis.* Verlag Hans Huber. Bern/Stuttgart/Toronto 1989. ISBN 3-456-81733-9

Jochen Jordan: *Zum Erleben und zur psychischen Bewältigung medizinischer Technologie am Beispiel der percutanen transluminalen Coronarangioplastie.* Reihe »Psychosoziale Aspekte in der Medizin«. VAS Verlag für Akademische Schriften. Frankfurt/M. 1991. ISBN 3-88864-026-1

Benjamin Bard und Ulrike Crespo: *Krankheitsorientierte analytische Gruppenarbeit in der Rehabilitation von Herzinfarktpatienten. Erfahrungen im Rahmen der teilstationären Anschlussheilbehandlung »Frankfurter Modell«.* Sigmund-Freud-Institut. Frankfurt/M. 1994.

Herz (Themenheft Nr. 5, Band 26, August 2001): *Herz und Psyche – Psyche und Herz.* Bundesverband Niedergelassener Kardiologen. Urban & Vogel Medien und Medizin Verlagsgesellschaft. ISBN 0340-9937

Johannes Siegrist (Hrsg.): *Soziale Belastungen und Herzinfarkt. Eine medizinsoziologische Fall-Kontroll-Studie.* Ferdinand Enke Verlag. Stuttgart 1980. ISBN 3-432-91701-5

Dr. med. Carola Halhuber, Prof. Dr. med. Max J. Halhuber: *Sprechstunde Herzinfarkt.* Gräfe und Unzer Verlag. München 5. Auflage 1999. ISBN 3-7742-1473-5

Dean Ornish: *Revolution in der Herztherapie.* Kreuz Verlag. Stuttgart 1992. ISBN 3-7831-1197-8

Bernhard Badura (Hrsg.): *Leben mit dem Herzinfarkt. Eine sozialepidemiologische Studie.* Springer Verlag., Berlin/Heidelberg 1987. ISBN 3-540-17299-8

R. Hänsel, K. Keller, H. Rimpler, G. Schneider (Hrsg.): *Hagers Handbuch der Pharmazeutischen Praxis, Band 5.* Springer Verlag. Berlin/Heidelberg/New York 1993. ISBN 3-540-52638-2

Adelbert von Chamisso: *Illustriertes Heil-, Gift- und Nutzpflanzenbuch*. Dietrich Reimer Verlag. Berlin 1987. ISBN 3-496-00896-2

Monographie: *Crataegus folium cum flore*. ESCOP 1999.

Theodor Dingermann (Hrsg.): *Transparenzkriterien für pflanzliche, homöopathische und anthroposophische Arzneimittel*. Karger Verlag. Freiburg/Basel 2000. ISBN 3-8055-7045-7

Volker Fintelmann (Hrsg.): *Kompendium Phytopharmaka*. Kirchheim Verlag. Mainz 2001. ISBN 3-87409-337-9

Jost Benedum, Dieter Loew, Heinz Schilcher (Kooperation Phytopharmaka, Hrsg.): *Arzneipflanzen in der traditionellen Medizin*. Krahe Druck GmbH. Unkel 2000. ISBN 3-929964-09-0

Hans Strenge, Bernhard und Catherina Stauch (Hrsg.): *Ein neues Herz: Medizinische und psychosoziale Aspekte der Herztransplantation*. Hogrefe Verlag. Göttingen 1994. ISBN 3-8017-0674-5

Wilhelm Josef Revers, Rainer Revers, Hermann Widauer: *Herzinfarkt und Psyche*. Verlag Hans Huber. Bern 1978. ISBN 3-456-80629-9

Uwe Drochner: *Sozialmedizinische und psychosoziale Auswirkungen von Herzschrittmacherimplantationen unter Berücksichtigung medizinisch-technischer Aspekte. Eine katamnestische Untersuchung an 221 Patienten*. Dissertation aus der Kardiologischen Abteilung des Waldkrankenhauses St. Marien Erlangen, Friedrich-Alexander-Universität, Erlangen-Nürnberg, 1988.

Harald Meyer: *Sozialmedizinische Daten zur Koronaren Herzerkrankung mit Herzinfarkt. Eine epidemiologische Studie*. Dissertation aus der Chirurgischen Klinik mit Poliklinik, Friedrich-Alexander-Universität, Erlangen-Nürnberg, 1992.

Dr. S. Renaud, Dr. M. de Lorgeril: *Wine, alcohol, platelets and the French paradox for coronary heart disease*. The Lancet. Vol. 339: 1523 – 26, June 20, 1992.

Gabrielle Maas: *Die psychosoziale Lage des Herzinfarkt-Frührentners. Eine empirische Studie zur Erfassung der subjektiven Befindlichkeit*. Abteilung für Medizinische Psychologie, Medizinische Universitätsklinik Hamburg-Eppendorf, 1980.

John F. Nunn: *Ancient Egyptian Medicine*. British Museum Press. London 1996. ISBN 0-7141-1906-7

Virgil J. Vogel: *American Indian Medicine.* University of Oklahoma Press/USA 1970. ISBN 0-8061-2293-5

S. Foster: *Herbal Renaissance.* Gibbs Smith Publisher. Layton/Utah 1993.

N. W. Hamon: *Herbal medicine: Hawthorns (Genus Crataegus).* Canadian Pharmaceutical Journal. 121: 708–9; 724, 1988.

C. Hobbs und S. Foster: *Hawthorn – A Literature Review.* HerbalGram 22:18–33, 1989.

J. U. Lloyd: *A Treatise on Crataegus Drug Treatise No. 29.* Lloyd Brothers Pharmacists, Inc. Cincinnati 1921.

R. F. Weiss: *Herbal Medicine* (translated from German by A.R. Meuss). Beaconsfield Publishers Ltd. Beaconsfield, England 1988.

Adressen

Ultraschnelle Computertomographie (UCT)
Herzdiagnostikzentrum
Tal 34
80331 München
Tel.: 089/242 06 70
www.herzdiagnostik.com
info@herzdiagnostik.com

Berufsverband Deutscher Psychologen
http://www.bdp-verband.org/home.html
Tel.: 0228/74 66 99

Klinik Höhenried für Herz- und Kreislaufkrankheiten
Landesversicherungsanstalt Oberbayern
82347 Bernried am Starnberger See
Tel.: 08158/24-0
Fax: 08158/24 24 60